MARION JETTER

Brain-Power-Food

GOLDMANN
Lesen erleben

MARION JETTER

BRAIN-POWER-FOOD

Fit im Kopf mit Brahmi,
Ginkgo, Omega 3 & Co.

GOLDMANN

Sollte diese Publikation Links auf Webseiten Dritter enthalten, so übernehmen wir für deren Inhalte keine Haftung, da wir uns diese nicht zu eigen machen, sondern lediglich auf deren Stand zum Zeitpunkt der Erstveröffentlichung verweisen.

Sämtliche Angaben in diesem Buch wurden von der Autorin nach bestem Wissen und Gewissen recherchiert und erstellt. Die Lektüre ersetzt jedoch in keinem Fall eine ärztliche Beratung. Im Zweifel wenden Sie sich daher bitte vor einer etwaigen Anwendung immer an einen Arzt oder Apotheker.

Dieses Buch ist auch als E-Book erhältlich.

FSC www.fsc.org
MIX
Papier aus verantwortungsvollen Quellen
FSC® C021956

Verlagsgruppe Random House FSC® N001967

1. Auflage
Originalausgabe September 2020

Neumarkter Str. 28, 81673 München
Umschlaggestaltung: UNO Werbeagentur, München
Umschlagmotive: Koriander: FinePic®, München; Kürbissalat: Westend61/ Getty Images; Lachs, Salat + Bowls, Gingko, Mädchen: Stocksy (Nadine Greeff; Gillian Vann; Lina Kiznyte; Andrey Pavlov)
Lektorat: Kathrin Gritschneder, Tegernsee
Bildredaktion: Jessica von Saucken
Illustrationen: Sabine Timmann, Hamburg
Fotografin: Meike Bergmann, Berlin
JG · Herstellung: cb
Satz: Satzwerk Huber, Germering
Druck und Bindung: Alcione, Lavis
Printed in Italy
ISBN 978-3-442-22302-2

www.goldmann-verlag.de

Inhalt

Kapitel 1

Alles beginnt im Kopf

Es ist beeindruckend, welche gewaltigen Rechenleistungen unser Gehirn täglich vollbringt. Es ist in der Lage, Pflanzenarten oder Vogelgesänge zu unterscheiden und bekannte Gesichter aus einer Menschenmenge herauszufiltern – blitzschnell und auch bei ungünstigsten Lichtverhältnissen. Es lernt rasch, wie ein neues Smartphone zu bedienen ist, komponiert Musik oder konstruiert Flugzeuge. Und bei all diesen unzähligen Funktionen ist es auch noch äußerst lernfähig und flexibel.

Was Sie über Ihr Gehirn wissen sollten

Das Gehirn ist das komplexeste Gewebe im menschlichen Körper. Es wiegt durchschnittlich zwischen 1250 Gramm (Frauen) und 1375 Gramm (Männer) und ist damit eines unserer schwersten Organe, das nicht nur den meisten Sauerstoff, sondern auch bis zu 30 Prozent des Glucoseangebots für seine Aufgaben in Anspruch nimmt. Es ermöglicht uns, unsere Umgebung wahrzunehmen, uns gezielt zu bewegen, Gefühle zu haben – und zwar 24 Stunden am Tag. Es sorgt auch dafür, dass wir ohne bewusste Anstrengung alle lebenswichtigen Körperfunktionen ausführen können, dass wir in der Lage sind zu denken und natürlich zu werden, wer wir sind, mit all unseren Charakterzügen und Gewohnheiten.

Rund 86 Milliarden Nervenzellen (Neuronen) umfasst das Gehirn eines Erwachsenen. Doch diese Zahl ist nicht unbedingt entscheidend. Viel wichtiger ist nach Ansicht von Wissenschaftlern das Netzwerk der Nervenzellen und ihre Verknüpfung untereinander. Jede einzelne Nervenzelle steht wiederum im Kontakt mit tausend weiteren. Dieses einzigartige Netzwerk ist es, das den Menschen fühlen, denken sowie wahrnehmen lässt und die Kommunikation mit anderen ermöglicht. Wo sich welche Funktionen im Gehirn befinden, haben Neurowissenschaftler längst entschlüsselt: Im Frontallappen etwa sitzt die Moral, die Amygdala ist das Emotionszentrum im Kopf, und im somatosensorischen Cortex ist das Körpergefühl angesiedelt.

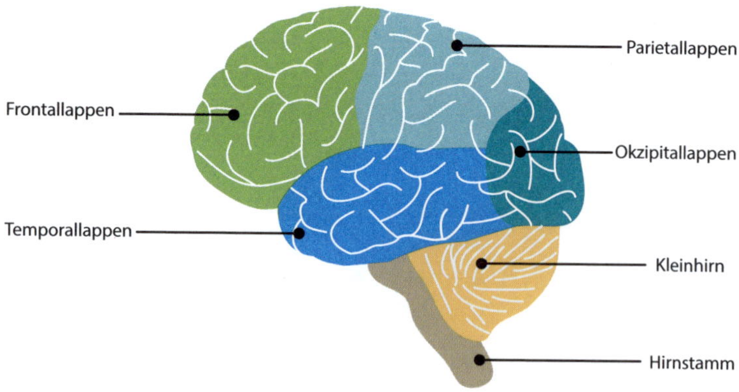

Areale des Gehirns

Frontallappen: Hinter der Stirn sitzen die Nervengeflechte, die für Fehlerkontrolle und moralisches Verhalten verantwortlich sind. Fallen sie aus, verhält sich der Betroffene egoistisch oder impulsiv.

Parietallappen: Diese Region verarbeitet Informationen des Tast-, Hör- und Gleichgewichtssinns und liefert die Orientierung im Raum. Auch die Informationen des Sehsinns laufen hier zusammen.

Kleinhirn: Es entwirft und speichert komplizierte Bewegungsabläufe und liefert die Feinabstimmung zur Muskelsteuerung, etwa beim Sprechen oder Laufen. Daher liegt es in der Nähe des Rückenmarks, von dort ziehen Fasern zu den Muskeln.

Temporallappen: Hinter und über den Ohren befinden sich die Großhirnneuronen, die Hörreize verarbeiten. Außerdem sitzt hier das Wernicke-Areal – das Zentrum, in dem das Sprachverständnis angesiedelt ist.

Okzipitallappen: Unter dem Hinterhaupt liegen die Nervenzentralen für die Verwertung von Sehreizen. Die Neuronen sind genauso wie die Sinneszellen im Auge angeordnet.

Stammhirn: Gerade daumengroß, regeln ihre Nervenzellen unbewusste, aber lebenswichtige Vorgänge wie Herzschlag, Atmung und Verdauung. Zudem überwacht der Hirnstamm den Wärme-, Wasser- und Energiehaushalt des Körpers.

Diese verschiedenen »Abteilungen« stehen alle durch zahlreiche Neuronen miteinander in Verbindung. Die wichtigste Eigenschaft unseres Gehirns ist jedoch das Lernvermögen. Neue Wörter, PIN-Codes oder Telefonnummern – unser Denkorgan ist den ganzen Tag damit beschäftigt, sich Dinge zu merken bzw. abzuspeichern. Verantwortlich dafür ist die Formbarkeit des Gehirns, Experten sprechen dabei von seiner »Plastizität«.

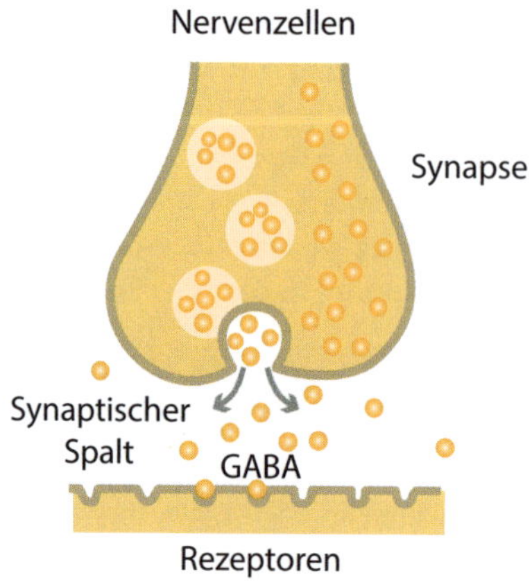

Wie Neuronen an den Synapsen kommunizieren
Die Neuronen geben die Informationen nicht elektrisch weiter, sondern über winzige Schaltstellen – die Synapsen. Kommt ein Signal am Ende einer Nervenzelle an, werden sogenannte Überträgersubstanzen (z. B. GABA, s. S. 54) in den synaptischen Spalt ausgeschüttet, die ein Signal bei den Rezeptoren auf der gegenüberliegenden Seite auslösen. Gleichzeitig führt der Informationsstrom zur Aktivierung von Schlüsselproteinen, die ihrerseits die DNA aktivieren und die synaptische Übertragung verstärken. Die Informationen fließen so leichter über die Kontaktstelle, die Erinnerung festigt sich.

Interessante Fakten rund um das Gehirn

Es ist kaum vorstellbar: Unser Denkapparat beinhaltet 86 Milliarden Neuronen. Jedes dieser Neuronen besitzt etwa 20 000 Synapsen zu anderen Neuronen. Das macht zusammen etwa zwei Billiarden Verbindungen. So kann das Gehirn schätzungsweise 2 bis 20 x 10^{15} Informationen speichern. Zum Vergleich: Ein Gigabyte sind 10^9 Bits. Wissenschaftler konnten einen Zusammenhang zwischen der Gehirngröße und der Intelligenz feststellen. Doch trotz dieses Zusammenhangs gibt es grundsätzliche Größenunterschiede. Das weibliche Gehirn ist zwar leichter, dafür aber dichter vernetzt als das männliche Gehirn. So ist die Gehirngröße nur eines von mehreren Merkmalen, von dem die Intelligenz abhängt. Sie zeigt lediglich die potenzielle Leistungsfähigkeit.

Viele Fertigkeiten, wie die Bedienung des Smartphones, das Schreiben auf einer Tastatur oder das Fahrradfahren, führen wir täglich automatisch und ohne nachzudenken aus – mussten sie aber anfangs durch wiederholtes Üben mühsam erwerben. Doch wann genau »merkt« sich das Gehirn einen neu gelernten Bewegungsablauf? Bisher ging man davon aus, dass die Stabilisierung von gelernten motorischen Abläufen erst einsetzt, wenn das Üben beendet ist und die Bewegung dann über mehrere Stunden abläuft. Neue Forschungsergebnisse von Jost-Julian Rumpf vom Universitätsklinikum Leipzig und Gesa Hartwigsen vom Max-Planck-Institut für Kognitions- und Neurowissenschaften Leipzig legen jedoch nahe, dass bereits in kurzen Pausen während des Übens Wissen über die neuen motorischen Abläufe im Gehirn abgelegt wird.[1] Diese Pausen sind besonders wichtig, denn hier verfestigt sich das Gelernte, sodass es später wieder abgerufen werden kann.

Sprachenlernen hält geistig fit

Das Erlernen einer Fremdsprache ist für das Gehirn ein optimales Trainingsprogramm und verbessert die Neuverknüpfung von Hirnzellen, egal, wie alt der Schüler bereits ist. Dass auch bei Älteren diese Prozesse im Gehirn stattfinden und sich damit sogar die Gehirnleistung verbessert, konnten Neurowissenschaftler der Universität von Chieti-Pescara, Italien, nachweisen.[2]

Der Mensch kann selbst im Tiefschlaf lernen. Psychologieprofessorin Katharina Henke und ihre Kollegen Dr. Marc Züst und Dr. Simon Ruch von der Universität Bern haben demonstriert, dass Menschen komplexe Informationen wie Wörter und Bedeutungen im Schlaf unbewusst aufnehmen und im Wachzustand wieder abrufen können.[3] Das ist also der Beweis, dass man im Tiefschlaf tatsächlich lernen kann. Eine Alternative zum Büffeln gibt es aber trotzdem nicht, es geht vielmehr um eine Verfestigung des zuvor Gelernten.

Henke sieht aber eine mögliche Anwendung bei Menschen mit Lernschwierigkeiten. So könnten die Erkenntnisse womöglich zu einem zweistufigen Lernverfahren führen: Einmal die unbewusste Aufnahme im Schlaf durch Beschallung mit bestimmten Lerninhalten, verstärkt durch das Lernen der gleichen Inhalte im wachen Zustand.

Das Kurzzeit- und das Langzeitgedächtnis

Sicher haben Sie sich schon einmal gefragt, wie das Denken im Gehirn genau funktioniert und wovon es abhängt, ob wir uns bestimme Dinge gut und andere wiederum schlecht merken können. Verantwortlich dafür ist unser Gedächtnis. Die sogenannte Gedächtnisbildung verläuft in drei Phasen: Zuerst wird die Information aufgenommen. In Phase 2 wird entschieden, ob diese für die Zukunft wichtig sein könnte oder nicht. In Phase 3 wird das, was nützlich erscheint, gespeichert. Phase 1 und 2 zählen zum Kurzzeitgedächtnis, Phase 3 bildet das Langzeitgedächtnis.

Das Kurzzeitgedächtnis

Wie oben erläutert, bleiben die Informationen im Grunde nur kurzzeitig im Gehirn, bis sie dann entweder ausgesondert oder ans Langzeitgedächtnis weitergegeben und gespeichert werden. Zum Kurzzeitgedächtnis gehören das sensorische und das Arbeitsgedächtnis. Das sensorische Gedächtnis ist mit unseren fünf Sinnen (Gesichts-, Gehör-, Geruchs-, Geschmacks- und Tastsinn) verbunden und empfängt über diese die Signale. Das Arbeitsgedächtnis analysiert sie im Anschluss. Dafür benötigt das Gehirn übrigens nicht länger als eine Viertelsekunde. Die darauffolgende Speicherzeit kann dann ganz unterschiedlich ausfallen. Manchmal dauert sie nicht länger als dreißig Sekunden. Das ist der Fall, wenn man sich nur für kurze Zeit etwas merken muss, dann aber wieder vergessen darf. Beispielsweise eine

Telefonnummer, weil man keinen Stift zur Hand hat, oder die benötigten Zutaten für das Abendessen auf dem Weg zum Supermarkt. Dafür ist das Arbeitsgedächtnis verantwortlich.

Das Langzeitgedächtnis

Wenn das Arbeitsgedächtnis allerdings beschließt, dass bestimmte Informationen dauerhaft von Nutzen sein könnten, werden diese im Langzeitgedächtnis abgespeichert. Dieses gliedert sich wiederum in verschiedene Bereiche: das prozedurale, das episodische, das semantische und das perzeptuelle Gedächtnis.

- **Das prozedurale Gedächtnis** ermöglicht uns zu reagieren, ohne groß darüber nachdenken zu müssen. Z. B. beim Autofahren Gas- und Bremspedal zu unterscheiden, ohne dass man lange nachsehen muss, wo dies ist.
- **Im episodischen Gedächtnis** werden alle Momente gespeichert, die unsere Identität bilden. Also bestimmte Erinnerungen, die wir mit starken Emotionen verbinden.
- **Das semantische Gedächtnis** ist ein Produkt von Schule und Erziehung – es enthält unseren gesamten Wissensschatz. Hier wurden Gedichte abgespeichert, die wir in der Kindheit auswendig gelernt haben, oder das große Einmaleins. Und natürlich noch viel mehr.
- **Das perzeptuelle Gedächtnis** sammelt Informationen über Gerüche, Klänge, Gesichter und die Beschaffenheit von Objekten. Es steht in enger Verbindung mit den fünf Sinnen und durchforstet so lange die gespeicherten Informationen, bis es das Wahrgenommene wiedererkannt hat. Sie kennen sicher die Situation, wenn Ihnen ein Gesicht auf der Straße bekannt vorkommt. Das perzeptuelle Gedächtnis sagt Ihnen, ob Sie die Person kennen oder nicht.

Das hungrige Gehirn

Man könnte meinen, je größer ein Körperorgan ist, umso mehr Energie verbraucht es auch. Doch beim Gehirn ist das anders. Es beansprucht etwa ein Fünftel von dem, was wir essen und einatmen, für sich – und das, obwohl es nur ca. zwei Prozent des Körpergewichts ausmacht. Doch warum brauchen unsere grauen Zellen so viel Energie? Dafür gibt es mehr als drei Gründe:

1 **Das Gehirn ist immer aktiv:** Wenn wir schlafen oder auf der Couch liegen, hat unsere Skelettmuskulatur nichts zu tun. Anders ist das beim Gehirn, dies ist – ebenso wie Herz und Lunge – rund um die Uhr im Einsatz. All die Körperfunktionen 24 Stunden am Tag in Gang zu halten verbraucht bereits rund ein Viertel der dem Gehirn zur Verfügung gestellten Energie. So müssen beispielsweise Proteine gebildet und transportiert sowie Schäden an der DNA repariert werden.

2 **Neuronale Aktivität kostet viel Energie:** Eine Milliarde Nervenzellen verbrauchen durchschnittlich sechs Kalorien pro Tag, unser Denkorgan mit etwa 86 Milliarden Neuronen demzufolge also 516 Kilokalorien täglich. Doch wofür? Neben dem Erhalt der Körperfunktionen (siehe Punkt 1) betreiben Nervenzellen eine komplexe Form der Signalübertragung. Diese funktioniert nur durch den Transport von Ionen und Botenstoffen über die Membranen der Zellen hinweg und verbraucht sehr viel Energie. Die größten Energiefresser aber sind die Synapsen (s. S. 12).

3 **Höhere Hirnleistungen verbrauchen extra Energie:** Insgesamt verbrennt das wache Gehirn im Schnitt mehr oder weniger gleich viel Energie – egal, ob wir fernsehen, joggen oder konzentriert arbeiten. Jedoch zeigen einzelne Hirnregionen einen erhöhten Energieverbrauch, wenn sie besonders beansprucht werden. So steigt der Bedarf je nach Aufgabe und Hirnregion um bis zu zwölf Prozent, meist jedoch um nicht mehr als fünf Prozent.

Das Wunder der Neuroplastizität

Tagtäglich kommt es zu einem Neuaufbau von neuronalen Vernetzungen. Der Fachausdruck für diese Neuverknüpfung von Hirnzellen lautet »neuronale Plastizität«. Lange Zeit galt die Annahme, dass unser Gehirn aus einer bestimmten, unveränderbaren Anzahl an Nervenzellen (Neuronen) und deren Verbindungen untereinander besteht, welche mit zunehmendem Alter abnimmt. Dass dem nicht so ist, haben zahlreiche Hirnforscher mittlerweile nachgewiesen. Sie fanden heraus, dass unser Hirn in manchen Regionen ein Leben lang neue Nervenzellen bilden kann – und dass es auch viel formbarer (plastischer) ist als bislang gedacht. Entdeckt wurde weiterhin, dass unser Gehirn bis ins hohe Alter in der Lage ist, neue Fähigkeiten zu erlernen, und durch Schäden eingebüßte wieder neu erwerben kann. Einer, der sich seit vielen Jahren mit der Frage, wie wir die Leistungsfähigkeit unseres Gehirns erhalten können, beschäftigt, ist Prof. Dr. Gerd Kempermann vom Zentrum für Neurodegenerative Erkrankungen, Dresden. Er zählt zur Elite der deutschen Hirnforscher und machte im Verbund mit anderen Neurowissenschaftlern eine bahnbrechende Entdeckung: Auch das erwachsene Gehirn verfügt über Stammzellen, kann deshalb neue Nervenzellen bilden und damit das Altern des Gehirns aufhalten.[4] »Wird das Gehirn stetig beansprucht, können die Hirnfunktionen über die gesamte Lebensdauer erhalten und weiter ausgebaut werden«, schrieb Kempermann in einer Studie im Oktober 2019.[5] Am besten funktioniere das, indem wir uns viel bewegen und dabei unseren Kopf stetig fordern.

Das Gehirn hört nie auf zu wachsen

Ob das Alter beim Erlernen neuer Fähigkeiten eine Rolle spielt, hat der Neurowissenschaftler Arne May vom Universitätsklinikum Hamburg-Eppendorf 2008 untersucht – und damit die Fachwelt verblüfft.[6] Er ließ 24 Frauen und 20 Männer zwischen 50 und 67 Jahren drei Monate lang das Jonglieren üben. »Können sie das überhaupt noch lernen?«, bezweifelten einige Kollegen. Doch May bewies das Gegenteil. Bewusst suchte er eine Fähigkeit, die einfach ist, etwas, das man nie wieder vergisst, und etwas, das nicht jeder kann wie beispielsweise Radfahren. Das Ergebnis: Tatsächlich lernten alle, auch die Rentner, die Akrobatik. Im Vergleich zu den jüngeren Teilnehmern brauchten sie lediglich etwas länger.

Im Anschluss verglich May die Gehirne der Jongleure im Kernspintomografen mit denen einer Kontrollgruppe im selben Alter, die nicht geübt hatte. Überraschend: Sogar im vermeintlich starren Geist der älteren Teilnehmer hatte das Jonglieren Spuren hinterlassen. Der Hippocampus, ein zentraler Bereich für das Lernen, und der Nucleus accumbens (ein Teilgebiet des Belohnungszentrums) waren gewachsen. Und auch die graue Substanz im visuellen Assoziationscortex hatte mächtig zugelegt. Diese Region ist darauf spezialisiert, Bewegungen im Raum zu erfassen. »Auch die Älteren sind lernfähig. Ihre Gehirne haben genauso wie das junge Denkorgan die Fähigkeit zur strukturellen Plastizität«, fasst Neurowissenschaftler May zusammen. Bereits nach einer Woche Training war der positive Effekt im Kopf zu sehen – ganz unabhängig vom Alter. »Auch und gerade für ältere Menschen ist es daher wichtig, neue Herausforderungen zu meistern und Neues zu lernen«, empfiehlt May.

Die besten Strategien für schlaue Köpfe

Unser Denkorgan bleibt also ein Leben lang formbar und ist bis ins hohe Alter in der Lage, neue Verknüpfungen zwischen den Nervenzellen zu schaffen. Eine der bedeutendsten Studien, die den Einfluss des Lebensstils auf die Gehirnentwicklung untersuchte, wurde am weltberühmten Karolinska-Institut in Stockholm, Schweden, konzipiert.[7] Was eindeutig bewiesen wurde, ist die Tatsache, dass die Kombination aus gesünderem Essen, mehr Bewegung und Kopftraining das Risiko, im Alter geistig abzubauen, um 30 Prozent senkt. V. a. die Ernährung spielt nach Ansicht der Wissenschaftler hierbei eine entscheidende Rolle: weniger Zucker, weniger Alkohol, viel Obst und Gemüse, Vollkornprodukte, Rapsöl und mindestens zweimal pro Woche Fisch werden empfohlen – das entspricht auch den Empfehlungen der Weltgesundheitsorganisation (WHO).

Bewegung ist die Nummer 1

Jüngst legte die WHO in Genf Richtlinien zur »Risk Reduction« geistigen Abbaus vor.[8] Das vierhundertseitige Konvolut enthält mehr als eine Liste von Ratschlägen. Für jede ihrer Empfehlungen haben die Experten mehrere Studien nach Belegen für die jeweilige Wirkung auf das Gehirn ausgewertet. Ganz oben auf der Empfehlungsliste steht die körperliche Aktivität. Ob Schwimmen, Radfahren oder Tanzen – welche Sportart ausgeübt wird, spielt dabei keine entscheidende Rolle. Vielmehr kommt es nach Ansicht der Wissenschaftler auf die Trainingsdauer an. Selbst Menschen über 65 Jahren rät die WHO, sich mindestens 150 Minuten pro Woche moderat (oder halb so lange intensiv) sportlich zu betätigen. Grund für diesen positiven Effekt sind Hormone und Wachstumsfaktoren, die durch die Bewegung vermehrt ausgeschüttet werden. Der bekannteste Faktor heißt BDNF – der vom Gehirn stammende neurotrophe Faktor (auf Englisch: *Brain-derived neurotrophic factor)*. Dieses Protein wirkt im Hippocampus, in der Großhirnrinde und im Vorderhirn – allesamt Regionen, die an der Gedächtnisbildung und am abstrakten Denken beteiligt sind.

12 gesunde Gewohnheiten, die den Geist lange fit halten

1. Früh aufstehen: Viele der berühmtesten Genies dieser Welt waren echte Frühaufsteher. Nicht nur Mozart oder Beethoven, auch viele der heutigen Top-Manager stehen früh am Morgen auf: Bei Apple-Chef Tim Cook klingelt der Wecker um 3:45 Uhr, bei Twitter-Mitbegründer Jack Dorsey um 5:30 Uhr. Und Studien belegen, dass frühes Aufstehen klares Denken und die Produktivität fördert. Als der Verhaltensbiologe Christoph Randler, Professor an der Pädagogischen Hochschule in Heidelberg, 2010 400 Menschen nach ihren Schafgewohnheiten und ihrer Produktivität befragte, zeigte sich ein eindeutiges Bild: Frühaufsteher sind aktiver und besitzen ein höheres Leistungsvermögen und Verantwortungsgefühl.[9] Und auch heute noch empfiehlt Randler: 4:30 Uhr ist eine gute Zeit zum Denken.

2. Pausen machen: Es lohnt sich, geistig aufwendige Arbeiten zwischendurch immer wieder für einige Zeit ruhen zu lassen. Denn so kann man sie später mit umso mehr Energie fortsetzen. Die durchschnittlich höchste Konzentrationsleistung eines Erwachsenen liegt bei etwa 30 bis 45 Minuten. Danach sinkt die Leistung stetig. Um jedoch durchgängig konzentriert arbeiten zu können, sollten Sie daher alle 90 Minuten eine kurze Pause einlegen.

3. Bewegung macht den Kopf frei: Nikola Tesla, einer der erfolgreichsten Erfinder aller Zeiten, wusste schon damals, wie sehr das Gehirn vom täglichen Sport profitiert. »Ich laufe jeden Tag acht oder zehn Meilen und nehme nie ein Taxi oder andere Fahrzeuge, wenn ich die Zeit habe, meine Beine zu benutzen.« Heute bestätigen unzählige Studien den Nutzen der täglichen Sporteinheit. Fitnesstraining wie beispielsweise Laufen befeuert den Hippocampus und fördert das Wachstum in Arealen wie dem präfrontalen Cortex (mehr über die Vorteile von Sport auf das Gehirn ab S. 159). Übrigens: Es muss nicht unbedingt Laufen sein. Schnelle Gruppensportarten wie Fußball oder Tanzen bringen die Gehirnaktivität ebenfalls in Gang.

4. Entspannen Sie sich: Das beste Mittel gegen zu viel Stress ist simpel: mehr Ruhe. Zahlreiche Studien, u.a. aus den Niederlanden,[10] haben gezeigt, dass nach einigen Wochen regelmäßiger Entspannungsübungen ein bestimmter Bereich im Gehirn wächst – jenes Areal, das für das Lernen und die Erinnerung zuständig ist. Die Wissenschaftler untersuchten die Auswirkungen eines bewährten Achtsamkeitsbasierten Meditationsverfahrens (MBSR, *Mindfulness-based Stress Reduction*) mittels Hirnscan. Während die Teilnehmer nach acht Wochen MBSR-Praxis berichteten, besser mit Stress umgehen zu können, zeigten sich auch deutliche Veränderungen in der Hirnstruktur. Übrigens: Sie müssen nicht zwingend meditieren oder Yoga machen. Viele Menschen finden Entspannung auch in Beschäftigung, also wenn sie ein Buch lesen, angeln oder ein Bild malen. Wichtig ist es, das Gefühl zu haben, einfach mal nichts tun zu müssen.

5. Öfter Musik hören: Mozart, Bach & Co. machen wohl doch schlau. Schon allein das Zuhören trainiert das Gehirn, und wer zusätzlich ein Instrument lernt, vernetzt seine Neuronen noch intensiver. Der Psychologe und leidenschaftliche Musiker Stefan Kölsch widmet dem Thema sein aktuelles Buch *Good Vibrations. Die heilende Kraft der Musik.*[11]

6. Gelassen bleiben: Das Telefon klingelt im Minutentakt, unzählige E-Mails warten darauf, beantwortet zu werden. Neurowissenschaftler raten, ab und zu mal einen Gang herunterzuschalten. Denn das Gehirn verändert sich nachweislich positiv, wenn wir weniger gestresst sind. Entspannungsübungen versetzen das Gehirn in den Frequenzbereich sogenannter Theta-Wellen, die auch im leichten Schlaf vorherrschen.

7. Ausreichend schlafen: Apropos Schlaf: Diesen sollten Sie sich unbedingt gönnen. Denn Schlaf verfestigt das Gedächtnis und speichert Informationen. Am besten gelingt dies im Tiefschlaf, der etwa 30 Minuten nach dem Einschlafen einsetzt. Insgesamt sollte man mindestens sechs oder sieben Stunden schlafen.

8. Freundschaften pflegen: Soziale Kontakte und der Austausch mit positiv gestimmten Menschen werden häufig unterschätzt. Doch das hält den Geist fit. Man muss zuhören, Informationen verarbeiten, eigene Gedanken formulieren und aussprechen. Neurowissenschaftler bezeichnen dies als »Rund-um-sorglos-Paket« in Sachen Hirntraining. Was noch hinzukommt: Durch gemeinsames Lachen werden vom Körper große Mengen an Glückshormonen ausgeschüttet. Die machen nicht nur glücklich und zufrieden, sie sind auch wichtig für die Neurogenese.

9. Schreiben Sie mit der Hand: Smartphone und Diktiergeräte lassen unseren Hippocampus verkümmern – auch wenn es praktisch ist. Nehmen Sie sich trotzdem die Zeit, Dinge mit der Hand zu notieren. Die Handschrift stimuliert jene Hirnregionen, die für das Gedächtnis zuständig sind (auch für das logische Denken und die Sprache). Egal, ob es um das Erlernen von Texten oder die Mitschriften einer Besprechung geht: Wer das Notierte im Anschluss noch einmal studiert und wichtige Dinge unterstreicht, kann sich die zentralen Punkte besser merken. Noch besser: Arbeiten Sie mit Pfeilen, zeichnen Sie Kästchen. Bilder helfen, das Gelernte im Gedächtnis zu verankern.

10. Das Gehirn fordern: Wer über 50 Jahre alt ist und jeden Tag Kreuzworträtsel oder Sudokus löst, trainiert so die Synapsen. Britische Forscher von der Exeter Medical School und dem Kings College London fanden sogar heraus, dass sich das Gehirn durch das Kästchenausfüllen um bis zu zehn Jahre verjüngt.[12] Außerdem sollte man die tägliche Routine immer wieder durchbrechen: auf einem Bein stehend Zähne putzen, mit der anderen Hand staubsaugen oder zwischendurch einfach mal Kopfrechnen. Auch gut: Im Auto das Navigationsgerät ausschalten und wieder dem eigenen Orientierungssinn vertrauen. Neurowissenschaftler warnen: Das Schlimmste, das man seinem Gehirn antun kann, ist ständige Monotonie. Neue Herausforderungen beleben das Gehirn und regen es zu neuen Vernetzungen an. Das kann eine neue Sprache sein, die man erlernt.
11. Schachspielen: Wissenschaftler fanden heraus, dass Menschen, die älter als 75 Jahre sind und regelmäßig Strategiespiele wie Schach spielen, seltener an Demenz erkranken als Personen, die keine Brettspiele spielen.[13] Doch auch in jungen Jahren lohnt es sich, regelmäßig Schach zu spielen. Und zwar aus vielerlei Gründen: 1. Schachspielen trainiert das Gedächtnis: Komplexe Regeln, Fehler merken und die Strategie des Gegners im Kopf behalten: Gute Schachspieler haben eine ausgezeichnete Merkfähigkeit. 2. Schachspielen sorgt für eine bessere Problemlösefähigkeit: Eine Studie aus dem Jahr 1992 untersuchte 450 Fünftklässler in New Brunswick, Kanada. Die Schüler, die Schach spielten, erzielten bessere Testergebnisse als diejenigen ohne Schachkenntnisse.[14] 3. Schachspielen verleiht die Fähigkeit, besser zu planen: Der präfrontale Cortex ist für die Beurteilung, die Planung und Selbstkontrolle verantwortlich. Er bildet sich erst relativ spät, im Jugendalter, aus.

Schachspielen erfordert genau dieses strategische und kritische Denken.

12. Kraftfutter für den Kopf: Einer der wichtigsten Faktoren ist jedoch die Ernährung. Denn mit dem richtigen Speiseplan schützen wir die grauen Zellen nachweislich vor dem Verfall. Dies hat die US-Forscherin Martha Clare Morris mit ihrer Langzeitstudie eindrucksvoll gezeigt.[15] Bei Menschen, die sich strikt an die sogenannte MIND-Diät gehalten haben, sank das Alzheimerrisiko um 53 Prozent. Wie die MIND-Diät – eine Art Mittelmeer-Diät – funktioniert, lesen Sie ab S. 157. Eines aber vorneweg: Eine bunte Kombination aus täglich frischem Gemüse, Salat, Obst, Fisch und Geflügel sowie Olivenöl, Nüsse und Beeren bringt unseren Hirnstoffwechsel und den ganzen Organismus in gesunde Balance.

Intelligenz – es gibt viele Wege, klug zu sein

Der Begriff Intelligenz stammt aus dem Lateinischen (*intellegere* = verstehen) und wird als die Fähigkeit des Geistes angesehen, Zusammenhänge zu erkennen und Probleme zu lösen. Ihren Ursprung fand die Messung der Verstandeskraft vor mehr als hundert Jahren, als der Franzose Alfred Binet den ersten modernen Intelligenztest erfand. Zunächst hatte Binet versucht, die Begabung von Schülern anhand ihres Schädelumfangs zu bestimmen. Doch bald gab er diesen damals populären Ansatz als unbrauchbar auf und entwickelte 1905 die »Binet-Simon-Skala«. Gut zehn Jahre später wurde der Begriff »Intelligenzquotient« (IQ) populär, nachdem der US-Psychologe Lewis Terman von der Stanford Universität den französischen Test überarbeitet hatte. Bis in die 1980er-Jahre wurde Intelligenz nahezu ausschließlich über solche IQ-Tests definiert. Übersehen wurde jedoch, dass Erfolg von einer ganzen Reihe intellektueller Fähigkeiten abhängt. Beispielsweise die Fähigkeit zur Kooperation, die Fähigkeit, zuhören zu können, eigene Beobachtungen kreativ zu verarbeiten, und natürlich auch die Fähigkeit zur Bewältigung von Angst und Frust.

Viele Eigenschaften beeinflussen den Erfolg im Leben

Erst in den 1980er-Jahren wiesen Psychologen wie Howard Gardner, Professor für Kognition und Pädagogik sowie Psychologie an der Harvard Universität, darauf hin, dass all diese Fähigkeiten ebenso viel Beachtung bei der Ermittlung der Intelligenz verdienen.

Ein weiterer Trugschluss der damaligen Tests war, dass Intelligenz angeboren sei – quasi ein exklusives Geschenk an eine Elite, die allen anderen auf ewig verwehrt bleibt. Man könne sich noch so sehr bemühen, sich anstrengen, neues Wissen zu erlangen, besser werden würde es dadurch nicht, glaubte man. Heute weiß man: Es gibt eine vererbte Intelligenz, die einigen Menschen einen Vorsprung verschafft, bestimmte Fähigkeiten zu lernen. Darauf deuten u. a. Studien von eineiigen Zwillingen hin: Selbst, wenn diese in unterschiedlicher Umgebung aufwuchsen, entwickelten sie eine ähnlich hohe Intelligenz.

Doch es stimmt nicht, dass man nur die Intelligenz besitzt, mit der man geboren wird. Die Ergebnisse über Gehirnplastizität stimmen alle überein: Das Gehirn verändert sich von Augenblick zu Augenblick, je nachdem, wie man es benutzt. Ob und wie viele neuronale Verbindungen im Gehirn geknüpft werden, hängt davon ab, wie oft wir uns konzentrieren, welche Fragen wir stellen oder ob wir an Aufgaben scheitern und daraus lernen. Dabei ist es nicht entscheidend, wie alt wir sind, glauben die Neurowissenschaftler. Intellektuelle Fähigkeiten können auch noch im Seniorenalter gesteigert und entwickelt werden.

Trotz der Diskussionen um die IQ-Tests bleibt die Wissenschaft dabei, dass wir eine generelle, fluide Intelligenz besitzen, die wir aber trainieren können. Diese generelle Intelligenz vereint mehrere Fähigkeiten, damit wir Dinge begreifen. Der Neuropsychologe Mark Ashton Smith glaubt: »Generelle Intelligenz ist nicht genetisch fixiert.« Sie lasse sich beispielsweise durch spezielle Trainings-Apps (www.i3mindware.com) verbessern. Doch auch Sport, ausreichend Schlaf oder Meditation gelten nach aktuellem Stand der Wissenschaft als erfolgreiche Methoden, die Intelligenz zu verbessern.

Warum uns Stress auf den Geist geht

Wir alle kennen das Gefühl, abends mit dem Gedanken ins Bett zu gehen, dass noch diese oder jene Dinge hätten erledigt werden müssen. Bei manchen Menschen sind es ein oder zwei unerledigte Aufgaben, wie beispielsweise die nicht ausgeräumte Spülmaschine, der Berg an Bügelwäsche oder der Rasen, der dringend gemäht werden sollte. Diese Aufgaben lassen sich aber getrost auf den nächsten Tag verschieben und sind wahrscheinlich bis zum Wochenende problemlos zu schaffen. In diesem Fall handelt es sich um leichten Stress, der sogar positiv auf unser Langzeitgedächtnis wirkt. Denn eine Forschergruppe aus Bochum hat herausgefunden, dass wir Erinnerungen dann besser abspeichern können.[16]

Stress lässt das Gehirn schrumpfen

Haben Sie jedoch das Gefühl, dass die Liste mit den »To-dos« immer länger statt kürzer wird, sollte Ihnen das zu denken geben. V. a., wenn es sich um Aufgaben handelt, die geistige Konzentration und viel Zeit in Anspruch nehmen. Denn haben wir irgendwann das Gefühl, all das nicht mehr bewerkstelligen zu können, geraten wir in eine Stressspirale. Wissenschaftler sprechen von anhaltendem, chronischem

Stress, der die Konzentration sinken lässt, Vergesslichkeit fördert und sogar das Risiko, an Demenz zu erkranken, erhöht.

Symptome von sogenanntem chronischem Stress sind:

- keine Zeit für sich selbst
- Gefühl der Erschöpfung
- Erholung fällt schwer
- Müdigkeit
- Konzentrationsmangel
- Kopfschmerzen, Rückenschmerzen
- Schlafmangel
- keine ausreichenden Ruhepausen
- ständig Dinge vor Augen zu haben, die noch erledigt werden müssen
- fehlende Motivation oder Zeit für Sport
- Lebensziele werden nicht verwirklicht

Und es ist auch in erster Linie der chronische Stress, der unserem Gehirn schadet. Denn dieser führt zu einer Atrophie des gesamten Gehirns – das ergab 2012 eine Studie der Universität Siena, Italien.[17] Dies bedeutet, dass es sozusagen schrumpft. Wie kommt es dazu? Stress fördert die Entstehung von Entzündungsherden im Gehirn und bringt nach und nach seine Funktionen zum Erliegen. Doch nicht nur das. Stress macht auch die Blut-Hirn-Schranke durchlässig. Diese stellt eine wichtige Barriere dar, die das Gehirn vor äußeren Infektionserregern schützt – deshalb warnten Wissenschaftler der Tufts Universität in Boston bereits im Jahr 2001 vor Dauerstress.[18]

Die Rolle der Stresshormone

Um Energie für die Stressanpassung zu erzeugen, bilden die beiden Nebennieren Stresshormone. Das wichtigste davon ist das Cortisol. Studien konnten beweisen, dass eine stressbedingte hohe Cortisolausschüttung dem Gehirn sehr schadet – v. a. dem Hippocampus, dem Sitz von Lernen und Gedächtnis. Und es ist auch der Bereich, der durch Alzheimer und andere Demenzerkrankungen zuerst beeinträchtigt wird.

Etwas genauer: Der Hippocampus besitzt viele Cortisolrezeptoren, weil er zur Regulierung zahlreicher Systeme im Körper auf das Cortisol angewiesen ist. So regelt er beispielsweise den Schlaf-Wach-Rhythmus. Funktioniert dieser normal, bildet der Körper morgens das meiste Cortisol, das dann im Laufe des Tages abnimmt, bis es zur Schlafenszeit den niedrigsten Pegel erreicht hat. Deshalb fühlen wir uns morgens wach und energiegeladen, abends eher müde und schläfrig. Durch Stress werden jedoch ständig große Mengen an Cortisol ausgeschüttet, die zu einer Überaktivierung des Hippocampus führen und seine Funktionen durcheinanderbringen können. Die Folge: Der natürliche Schlaf-Wach-Rhythmus wird gestört, es kommt zu Schlafstörungen und Energieabstürzen tagsüber. Weil der Hippocampus auch das Gehirnareal ist, in dem Inhalte vom Kurzzeitgedächtnis in das Langzeitgedächtnis überführt werden, kann eine chronische Überaktivität durch einen zu hohen Cortisolspiegel auch die Fähigkeit zu lernen und sich zu erinnern stören. Umso wichtiger ist es also, Wege zu finden, um Stress zu reduzieren, z. B. durch ausreichend Schlaf, regelmäßigen Sport oder in den Alltag eingebaute Entspannungstechniken.

Kapitel 2

Gehirn und Ernährung

Es ist wissenschaftlich erwiesen: Gesunde Ernährung sorgt für eine hohe geistige Leistungsfähigkeit, schützt vor Depressionen und geistigem Verfall im Alter. Auf der anderen Seite kann ungesundes Essen mit zu viel Zucker, gesättigten Fetten und industriell verarbeiteten Lebensmittel kognitive Probleme hervorrufen.

Das Gesundheitsgeheimnis der Mittelmeerküche

Studien, die den Zusammenhang zwischen Ernährung und Gehirn erforschen, gibt es mittlerweile zuhauf. Denn die Wissenschaft hat längst erkannt, wie komplex die Nahrungsaufnahme mit der Gesundheit unseres Gehirns zusammenhängt. Die Liste der zu untersuchenden Lebensmittel wird dabei immer länger: Fisch und andere Quellen von Omega-3-Fettsäuren (z. B. Olivenöl) sollen nachweislich vor Depressionen schützen. Durch Milchsäure vergorene – sprich fermentierte – Lebensmittel wie Joghurt und Sauerkraut, aber auch Essiggurken helfen dabei, Ängste und Sorgen zu lindern. Und grüner Tee und Früchte wie Weintrauben, die reich an Antioxidantien sind, schützen offenbar vor Demenz.

Traditionelle Kost für einen gesunden Geist

Bei all den Ergebnissen zu den positiven Heilwirkungen bestimmter Lebensmittel auf unser Denkorgan sind sich Wissenschaftler einig: Es ist sicher nicht eine einzelne Zutat oder ein einziger Nährstoff, der für geistige Fitness bis ins hohe Alter sorgt, sondern vielmehr das Zusammenspiel mehrerer von ihnen. Am sichersten belegt ist dabei, dass die mediterrane Ernährungsweise Italiens oder Griechenlands dem Gehirn guttut. Denn diese Kost – so die Erklärung der Wissenschaftler – besteht v. a. aus frischen Früchten, Gemüse, Getreide und Fisch, wenig magerem Fleisch, qualitativ hochwertigem Olivenöl sowie etwas Rotwein. Einer, der sich seit Längerem mit der mediterranen Ernährungsweise beschäftigt, ist Michelle Luciano von der Universität Edinburgh. Er fand 2017 in einer Langzeitstudie heraus, dass es bei älteren Menschen, die sich überwiegend mediterran ernähren, zu einem langsameren altersbedingten Rückgang des Hirnvolumens kommt.[19]

Auch im renommierten Fachblatt *BMC Medicine* wurden im Jahr 2016 die führenden Forscher der mediterranen Ernährung, Wissenschaftler (Ernährungsforscher sowie Kardiologen) aus Spanien, Griechenland, Frankreich, den USA und England, zu ihrer Einschätzung der mediterranen Ernährung interviewt.[20] Sie kamen einstimmig zu dem Ergebnis, dass eine mediterrane Ernährungsweise wie folgt aussehen sollte, um das Leben nachweislich zu verlängern. Diese Lebensmittel sollten Sie dabei reichlich verwenden:

- Olivenöl als vorwiegendes Speisefett (mindestens 4 Teelöffel am Tag)
- Nüsse und Mandeln (mindestens dreimal pro Woche, am besten 30 Gramm täglich, das ist eine Handvoll)
- frisches Obst (am besten dreimal täglich, bevorzugt Beeren und Trauben)
- frisches Gemüse (am besten zwei- bis dreimal täglich)
- Hülsenfrüchte (mehrmals pro Woche, am besten täglich)
- Gewürze, Zwiebeln, Knoblauch (bei jeder Gelegenheit)
- Vollkorngetreide mit viel Ballaststoffen (in Brot, Pasta, Reis)

Diese Lebensmittel bitte nur äußerst sparsam bis gar nicht verwenden:

- Süßigkeiten und gezuckerte Getränke
- Fleisch und Wurst
- Milchprodukte

Wer frisch kocht, lebt länger

Mit einer der Gründe für die geistige Fitness der Mittelmeerbewohner ist sicher auch die Tatsache, dass man hier den Mahlzeiten einen viel größeren Stellenwert einräumt. Es wird traditionell täglich frisch gekocht, gemeinsamen gegessen, und die einzelnen Lebensmittel werden viel mehr wertgeschätzt als bei uns in Deutschland. Denn so traurig es vielleicht klingen mag, aber hierzulande wird laut aktuellem Ernährungsreport des Bundesministeriums für Ernährung und Landwirtschaft in rund 15 Prozent der Haushalte eigentlich nie oder maximal einmal pro Woche selbst gekocht. Ernährungsexperten kritisieren das, zumal mehrere Studien, u. a. eine aus Taiwan, belegen, dass uns frisch gekochte Gerichte länger leben lassen.[21] Ältere Kochliebhaber, die fünfmal die Woche den Kochlöffel schwingen, können dies nach Ansicht der Wissenschaftler oft auch zehn Jahre länger noch tun. Der Grund: Fertigprodukte enthalten oft jede Menge Zucker, ungünstiges Fett und Salz, Vitamine und Mineralstoffe sind dagegen Mangelware. Diese Kombination begünstigt nicht nur die Entstehung von Übergewicht, sondern schadet langfristig auch dem Herz und dem Gehirn. Aus diesem Grund sollten Sie sich die Zeit nehmen, Ihr Essen am besten jeden Tag selbst zuzubereiten.

Alles nur verarbeitet

Zuckersüße Müslis, Tütensuppen oder Tiefkühlpizza: Solche stark verarbeiteten Lebensmittel machen heutzutage fast die Hälfte unsere Ernährung aus. Doch Experten warnen: Ein Zuviel kann langfristig schaden. Die wichtigsten Nebenprodukte von Fertigfood sind:

- **Zucker**: Er versteckt sich in fast allen verarbeiteten Lebensmitteln. Auch in solchen, die nicht einmal süß schmecken. So kommen wir im Schnitt auf rund 100 Gramm pro Tag, das 2- bis 4-Fache von dem, was Experten als Maximum empfehlen.
- **Transfette:** Ob Kuchen, Croissants oder Pommes frites – diese ungesunden Fette lauern in vielen Snacks und meist ohne Kennzeichnungspflicht. Achtung: Steht auf der Zutatenliste »mit gehärteten Fetten«, steckt wahrscheinlich reichlich davon drin. Sie schädigen die Gefäße und fördern Entzündungen u. a. im Gehirn.

Ungesunde Ernährung lässt das Gehirn schrumpfen

An der Universität von Melbourne, Australien, konnte die Wissenschaftlerin Felice Jacka belegen, dass es einen eindeutigen Zusammenhang zwischen der westlichen Ernährungsweise und der Entstehung von Depressionen gibt.[22] Doch nicht nur das, eine ungesunde Ernährung hat auch einen nicht unerheblichen Einfluss auf den Hippocampus. Bei Probanden, die sich gerne von Fast Food wie Burger, Pommes und Softdrinks ernährten und Obst und Gemüse eher selten verzehrten, konnte ein Schrumpfen des rechten Hippocampus beobachtet werden. Doch woran liegt das? Aktueller Stand der Wissenschaft ist: Es ist v. a. der Zucker, der Entzündungsprozesse im Körper begünstigt und so in der Folge auch die Hirnfunktionen stört.

Denn solche Entzündungsprozesse spielen bei Erkrankungen des Gehirns zweifelfrei eine wichtige Rolle – sei es bei Depressionen oder aber bei der Entstehung von Alzheimer. Entgegenwirken kann man laut Wissenschaftlerin Felice Jacke am besten mit einer traditionellen Ernährungsweise mit Betonung auf frischen Lebensmitteln. »So wird Entzündungen vorgebeugt und die neurologische und seelische Gesundheit verbessert.« Dieser Empfehlung stimmen auch Forscher der Rush Universität, Chicago, zu. Sie fanden heraus, dass eine Kombination aus mediterraner und zugleich salzarmer Ernährung den kognitiven Verfall im Alter bremsen und sogar vor Alzheimer schützen kann. 960 ältere Menschen wurden hierfür untersucht. Diejenigen, die regelmäßig Obst, Gemüse, Nüsse und Olivenöl zu sich nahmen, aber wenig Fast Food, Frittiertes oder Fleisch, schnitten in den mentalen Tests so gut ab wie siebeneinhalb Jahre jüngere Patienten, die sich ungesund ernährt hatten.[23]

Kluge Fette – die starke Aufbautruppe des Gehirns

Die Zufuhr der richtigen Fette ist für ein gesundes Gehirn unverzichtbar. Schließlich besteht es zu 60 Prozent aus Fett. Und so ist klar, dass die Fette, die man aufnimmt, seinen Aufbau bestimmen. Selbstverständlich geht es dabei nicht um irgendwelche Fette, sondern die richtige Art – sprich gesunde, essenzielle Fettsäuren. Sie werden essenziell genannt, weil der Körper sie nicht selbst bilden kann und mit der Nahrung aufnehmen muss. Sie sind für eine gesunde Gehirnfunktion und auch andere Aufgaben im Körper unerlässlich.

Als essenzielle, also lebenswichtige Fettsäuren bezeichnet man die Omega-3- und die Omega-6-Fettsäuren. Sie tragen zur körperlichen Gesundheit bei, indem sie das Risiko für Allergien, Infektionen oder Krebs senken und nachweislich das Gehirn fit und leitungsfähig halten. Ein Mangel kann zu Depressionen, Müdigkeit oder Konzentrationsproblemen führen. Gerade im Kindesalter ist der Einfluss der Omega-3-Fettsäuren besonders deutlich. So konnte eine Studie von Dr. Peter Willatts von der schottischen Universität in Dundee zeigen, dass Babys, die mit Omega-3-Fett angereicherte Fertignahrung bekamen, im Alter von 10 Monaten bessere intellektuelle Fähigkeiten besaßen.[24] Und auch bei etwas älteren Kindern konnte Dr. Alex Richardson von der Oxford Universität durch die Gabe von Omega-3-Fettsäuren eine Verbesserung der Lernfähigkeit beobachten.[25]

Dass Omega-3-Fettsäuren aber auch im Erwachsenenalter immens wichtig sind, belegt der hohe Omega-3-Index – ein Parameter für den Gehalt an Eicosapentaensäure (EPA) und Docosahexaensäure (DHA) in den roten Blutkörperchen –, den man bei geistig vitalen Menschen im Alter von über 85 Jahren gefunden hat. Diese beiden biologisch aktivsten Formen der Omega-3-Fettsäuren werden zum Aufbau des Gehirns benötigt. Dieser Vorgang, der im Mutterleib ab dem dritten Schwangerschaftsdrittel beginnt, ist erst im Alter von 25 bis 30 Jahren abgeschlossen. Doch auch danach sind die Omega-3-Fettsäuren wichtig für die Regulierung der Durchblutung, die Hemmung von Entzündungen und weitere wichtige Mechanismen im Gehirn. Erfreulicherweise kann man den Omega-3-Index in jedem Alter erhöhen und die Hirnleistung nachweislich verbessern – vom Erinnerungsvermögen bis zum abstrakten Denken oder anderen komplexen Leistungen. Mithilfe der Omega-3-Fettsäuren ist im Grunde alles möglich.

Omega-3-Fettsäuren und warum sie so wichtig sind

Omega-3-Fettsäuren zählen zu den wichtigsten Nährstoffen, die Einfluss auf die Gesundheit des Gehirns haben. Dafür gibt es zahlreiche wissenschaftliche Belege. Einer der Hauptgründe ist die Tatsache, dass unser Denkapparat wie oben erwähnt zu zwei Dritteln aus Fett gebildet wird, der Cortex (die Großhirnrinde) besteht dabei zu

30 Prozent aus DHA, einer der wichtigsten Omega-3-Fettsäuren. Um die Neurogenese, den ständigen Aufbau der Zellstrukturen, also die Bildung von Nervenzellen aus bestimmten Stamm- oder Vorläuferzellen, in Gang zu halten, empfehlen Neurowissenschaftler wie Dr. Sandrine Thuret vom Londoner King's College, dem Körper die bestmöglichen Baumaterialien – sprich Omega-3-Fettsäuren – zur Verfügung zu stellen. In Studien kam es durch den regelmäßigen Verzehr zu einem Anstieg der Neurogenese um 40 Prozent. Ein Mangel verzögert diese hingegen.[26]

Neben der Stimulierung der Neurogenese haben die Omega-3-Fettsäuren aber noch andere Funktionen: Sie ermöglichen den Aufbau eines größeren, funktionsfähigeren Gehirns, indem sie das Wachstum der Neuriten (verästelte Fortsätze der Nervenzellen) fördern. Außerdem verbessern sie die Signalübertragung zwischen den Synapsen der Nervenzellen, unterstützen die Ausschüttung von Neurotransmittern und schützen vor Entzündungen und Oxidation. Ein niedriger Omega-3-Spiegel wird zudem mit einem verminderten IQ bei Kindern und einem höheren Risiko für Alzheimer, einem geringen Gehirnvolumen, einem Abbau der kognitiven Leistungen und anderen kognitiven Beeinträchtigungen wie ADHS in Verbindung gebracht. Diese Studien reihen sich in die wachsende Zahl von Publikationen ein, denen zufolge eine Erhöhung des Gehalts an Omega-3-Fettsäuren im Hirngewebe durch eine angepasste Ernährung erreicht und so eine kognitive Alterung hinausgezögert werden kann.

Omega-3- und Omega-6-Fettsäuren – das Verhältnis entscheidet

Die wichtigsten Omega-3-Fettsäuren sind die Alpha-Linolensäure (ALA), die Eicosapentaensäure (EPA) und die Docosahexaensäure (DHA). Alle drei spielen eine wichtige Rolle für das Wachstum, die Zusammensetzung und die Kommunikation zwischen den Neuronen. Zudem tragen sie entscheidend dazu bei, dass die Membranen, die unsere Nervenzellen umgeben, in Schuss bleiben. Diese Membranen bilden eine Art Mantel, der zum einen die Nervenzellen schützt und andererseits die Verbindungen zwischen ihnen ermöglicht. Ein Mangel wirkt sich demzufolge schädlich auf das Gehirn aus. Wissenschaftler glauben, dass wir jeden Mangel früher oder später mit Funktionsstörungen, die unser Wohlergehen beeinträchtigen, bezahlen. Dazu zählen das Schlafverhalten, aber v. a. die Lern- bzw. Merkfähigkeit sowie unsere kognitiven Kapazitäten.

Daneben gibt es noch eine weitere Fettsäure, die für die Gehirngesundheit wichtig ist: die Omega-6-Fettsäure. Von allen Körpergeweben hat das Gehirn den höchsten Anteil an ihr. Dazu zählt auch die Linolsäure, die in Sesam oder Sonnenblumenkernen enthalten ist und die vom Körper in Gamma-Linolensäure (GLA) umgewandelt wird. Eine Variation der GLA ist in großen Mengen im Gehirn zu finden. Eine weitere Omega-6-Fettsäure, die Arachidonsäure (AA), ist für die Gehirnfunktion unentbehrlich. Trotzdem wirkt sie sich im Übermaß im Körper negativ aus, da sie Entzündungen fördert. Arachidonsäure ist v. a. in Fleisch oder anderen tierischen Produkten enthalten, kann aber vom Körper auch aus GLA produziert werden.

Hier stecken die wichtigsten Gehirnfettsäuren drin

Omega-3-Fettsäuren:

- Leinsamen, Kürbiskerne, Hanfsamen (und daraus hergestellte Öle, also Leinöl, Kürbiskernöl oder Hanföl)
- langkettige (**EPA und DHA):** Lachs, Makrele, Hering, Sardinen, Thunfisch

Omega-6-Fettsäuren:
Mais, Färberdistelöl, Sonnenblumenkerne, Sesam, Walnuss
- **GLA:** Nachtkerzenöl, Borretschöl, Schwarze Johannisbeeren (in den Samen)

Am liebsten Fisch ...

Wenn es nach den Wissenschaftlern der Universität von Pennsylvania, USA, geht, sollten wir alle viel mehr Fisch essen – v. a. fetten Meeresfisch. Denn sie konnten nachweisen, dass Kinder, die mindestens einmal pro Woche Fisch essen, höhere IQ-Werte haben als Kinder, die weniger oder gar keinen Fisch konsumieren.[27] Professor Jiang-hong Liu geht davon aus, dass der durch die reichlich enthaltenen Omega-3-Fettsäuren verbesserte Schlaf möglicherweise der Grund dafür sein könnte, warum Fischverzehr sich positiv auf die Intelligenzentwicklung auswirkt. Doch auch im Erwachsenenalter gehört Fisch häufig auf den Tisch. So ergab eine Studie der Berliner Charité, dass bereits eine einfache Kur mit Omega-3-haltigen Fischölkapseln die Hirnstruktur von Erwachsenen im Alter zwischen 50 und 75 Jahren deutlich verjüngen kann.[28] Die Studie lief ein halbes Jahr lang. In dieser Zeit schrumpfte die graue Hirnmasse bei der Kontrollgruppe zusehends, und zwar um gut 0,5 Prozent im Volumen. Bei jenen Testpersonen jedoch, die per Zufall in die Gruppe mit den Omega-3-Kapseln eingeordnet waren, konnte dieser natürliche Hirnabbau verhindert werden. Mehr noch: Die Struktur verbesserte sich sogar teilweise, sodass die Omega-3-Testpersonen die anderen auch bei diversen Denkaufgaben abhängten. Übrigens: Durch Bewegung, wie Aerobic, oder Gedächtnistraining (z. B. Schach, ein Musikinstrument spielen oder eine Sprache lernen) konnte die Wirkung noch verstärkt werden.[29]

F(r)isch aus dem Meer

Hierzulande zählen Lachs und Alaska-Seelachs zu den beliebtesten Fischen. Selten wird dieser frisch, sondern meist tiefgefroren, paniert, vorfrittiert oder als mit Zucker verfeinertes Schlemmerfilet verzehrt. Frischer Wildlachs hat hingegen viel mehr zu bieten: Er schmeckt nicht nur besser, er liefert auch deutlich mehr gesunde Omega-3-Fettsäuren, die das Gehirn auf Vordermann bringen. Im Vergleich liefert der Alaska-Seelachs kaum etwas davon, denn es sind die fetten Meeresfische wie Makrele, Hering oder Sardine, deren Fleisch vollgepackt ist mit hirngesunden Omega-3-Fettsäuren.

Wer zweimal husten muss, hat gutes Olivenöl erwischt

Olivenöl zählt ebenfalls zu den besten Quellen für Omega-3-Fettsäuren. Doch es hat noch mehr Gesundes zu bieten: Polyphenole, die zur Gruppe der sekundären Pflanzenstoffe zählen und ebenfalls wichtig für das Funktionieren des Gehirns sind (ab S. 59). Die im Olivenöl enthaltenen Polyphenole nennt man Oleuropein und Oleocanthal. Sie besitzen eine entzündungshemmende Wirkung und bremsen zudem den Alterungsprozess der Körperzellen (auch im Gehirn!). Je mehr davon enthalten ist, desto besser also. Und in diesem Fall ist dies gar nicht so schwer herauszufinden. Denn Sie können Oleuropein und Oleocanthal schmecken. Oleuropein schmeckt bitter, und Oleocanthal hat etwas Pfeffrig-Stechendes – es sorgt für das Kratzen in der Kehle, wenn Sie einen Esslöffel gutes Olivenöl kosten. Unter Spitzenköchen spricht man nicht umsonst vom wichtigen »Hustenqualitätskriterium«.

Cholesterin – ebenfalls wichtig fürs Gehirn

Jahrelang von Ärzten verteufelt, wird das Cholesterin mittlerweile in immer mehr Studien rehabilitiert und klargestellt, welche wichtige Rolle es für das Funktionieren unseres Gehirns spielt. So wurde beispielsweise im Zuge der berühmten Framingham-Herz-Studie festgestellt, dass ein erhöhter Cholesterinspiegel mit einer verbesserten kognitiven Leistung einherging, während bei einem niedrigen Cholesterinspiegel eine schwächere Leistung im Hinblick auf Gedächtnis, abstraktes Denken, Aufmerksamkeit und Konzentration festgestellt wurde.[30] Das mag Sie vielleicht überraschen, doch Cholesterin ist tatsächlich unerlässlich für ein optimales Funktionieren des Gehirns: Es ist wichtig für die Bildung von Synapsen und der Myelinschicht, die die Neuronen schützend ummanteln. Es wird auch für die Kommunikation zwischen Neuronen und als Energielieferant gebraucht.

Bei einem zu niedrigen Cholesterinspiegel leidet die Hirnfunktion, die Neuriten stellen das Wachstum ein, und die Fähigkeit, neue Lern- und Gedächtnisinhalte zu bilden, ist beeinträchtigt. Bei all den Vorzügen sollten Sie bei cholesterinreichen Lebensmitteln auf die Zubereitung achten, denn sie entscheidet, wie gut oder schlecht es im Körper wirkt. Sogenanntes oxidiertes Cholesterin schadet dem Körper und sollte vermieden werden. Dies entsteht beim Kochen mit Soja- oder Maiskeimöl, aber auch, wenn Eier, Schinken oder Fleisch zu lange oder zu heiß gebraten werden.

Nicht alle Fette sind gut

Die Fette, die wir aufnehmen, haben also Einfluss auf die Fettzusammensetzung unseres Gehirns – im guten wie im schlechten Sinn. Schlimm sind sogenannte Transfette, die v. a. in frittierten oder stark verarbeiteten Lebensmitteln mit raffinierten (also nicht kalt gepressten) Pflanzenölen zu finden sind. Dazu zählen beispielsweise Kuchen, Donuts, Kekse, Margarine oder Pommes.

Wenn Sie nicht sicher sind: Prüfen Sie die Zutatenliste auf dem Etikett. Wenn das Wort »gehärtet« oder »hydriert« auftaucht, lassen Sie besser die Finger davon. Ein weiterer Hinweis ist eine lange Haltbarkeitsdauer, denn Transfette werden verwendet, um eben diese zu verlängern. Doch warum sind diese Transfette so schlecht? Ganz einfach: Sie können direkt ins Gehirn transportiert werden und platzieren sich dort anstelle der DHA in den Gehirnzellen. Sie stören so die Informationsverarbeitung im Gehirn. Außerdem blockieren sie die Umwandlung essenzieller Fettsäuren in lebenswichtige Gehirnfette wie GLA und DHA. Erst vor Kurzem wurde entdeckt, dass eine Ernährung, die reich an Transfetten ist, das Risiko für Alzheimer erhöht.

Glucose – Treibstoff für das zuckersüchtige Gehirn

Damit unser Denkapparat gut funktioniert und alle Neuronen reibungslos miteinander kommunizieren können, braucht er v. a. eins: Energie! Und die bekommt er am besten durch schnell verwertbare Kohlenhydrate, sprich Zucker in Form von Glucose. Weil das Gehirn als einziges Organ von einer kontinuierlichen Zufuhr an Glucose abhängig ist, ist es in der Lage, auch andere Zuckerarten wie Fructose (Fruchtzucker) oder Lactose (Milchzucker) in die benötigte Glucose aufzuspalten. Bei pflanzlichen Lebensmitteln, auch solchen, die nicht süß schmecken, liegt der Zucker in Form von Stärke vor, die sich aus mehreren miteinander verbundenen Glucosemolekülen zusammensetzt. Wo der Zucker herkommt, ist dem Gehirn egal. Denn ohne diesen Haupttreibstoff kann es nicht klar denken. Was jedoch zählt, ist eine gleichmäßige und ausgewogene Versorgung mit Glucose.

Das Auf und Ab des Blutzuckers

Wenn wir etwas Kohlenhydratreiches essen, also beispielsweise Brot, Müsli, Nudeln oder Reis, werden die enthaltenen Zucker und die Stärke durch die Verdauung in Glucose umgewandelt. Diese gelangt ins Blut und erhöht den Blutzuckerspiegel. Bei zuckerreichen Lebensmitteln oder Limonade läuft dieser Vorgang besonders schnell ab. Damit der Glucosespiegel im Blut nicht zu hoch wird, schüttet die Bauchspeicheldrüse das Hormon Insulin aus. So kann Glucose in die Zellen transportiert werden, wo es zur Energiegewinnung verwendet wird. Jeglicher Zuckerüberschuss wird als Glykogen in Muskeln und Leber gespeichert. Dies ist unser Zuckervorrat für den Notfall, wenn wir beispielsweise blitzschnell losrennen müssen, um den Bus noch zu erwischen. Die Speicherkapazität in Muskeln und Leber ist allerdings sehr begrenzt, was zur Folge hat, dass große Zuckerüberschüsse als Körperfett gespeichert werden.

Bis zu einem Drittel der Glucoseversorgung des Körpers nimmt das Gehirn in Anspruch. Das ist eine ganze Menge, die auch ständig aufrechterhalten werden muss. Sicherlich haben Sie bereits die Auswirkungen eines niedrigen Glucosespiegels im Gehirn zu spüren bekommen? Das passiert z. B., wenn wir lange nichts gegessen haben. Dann fühlen wir uns »unterzuckert« – also benommen, zittrig, schwindelig oder schwerfällig. Auch eine Rechenaufgabe zu lösen fällt uns in diesem Zustand weniger leicht, als wenn wir etwas gegessen haben. In solch einen Zustand der »Unterzuckerung« können wir übrigens auch geraten, wenn wir zu viel Zucker aufgenommen haben. Um den extrem hohen Blutzuckerspiegel zu senken, schüttet der Körper mehr Insulin als normal aus. So kommt es zu einem niedrigen Blutzuckerspiegel und einem darauffolgenden Energieabfall. Wichtig ist dann, nicht gleich wieder mit erneutem Zucker gegenzusteuern. Denn so gelangen Sie in einen Teufelskreis, der zu immer mehr Verlangen nach Süßem und zu immer extremeren Blutzuckerschwankungen führt. Nach und nach wird sich dadurch die Konzentrationsfähigkeit verschlechtern.

Das gefährliche Zucker-Ungleichgewicht

Ständig schwankende Blutzuckerwerte beeinflussen langfristig nicht nur die Stimmung und die Konzentrationsfähigkeit, sie können sich auch auf den Intelligenzquotienten (IQ) auswirken. Um Ihre Leistungsfähigkeit zu maximieren, brauchen Sie eine gleichbleibende Zufuhr von Glucose in das Gehirn. Professor David Benton von der Universität Swansea, Wales, fand heraus, dass ein Abfallen des Blutzuckers mit einer schwachen Aufmerksamkeit und einem schlechten Gedächtnis verbunden ist.[31]

Kommen solche Insulinschwankungen häufig vor, kann dies den Organismus langfristig schädigen. Denn die Fähigkeit, Zucker zu verarbeiten, ist irgendwann einfach erschöpft. Dies führt dazu, dass die Zellen eine geringere Anzahl an Insulinrezeptoren ausbilden und sich eine sogenannte Insulinresistenz einstellt. Der Glucose- sowie Insulinspiegel im Blutkreislauf ist dauerhaft erhöht.

Kommen dann Eiweiß oder Fette mit solch großen Mengen an Glucose in Berührung, entstehen Substanzen, die Fachleute als AGEs bezeichnen. Diese *Advanced glycation endproducts* lösen Entzündungen im Körper aus, die ihrerseits viele Systeme im Körper schädigen – darunter Herz, Augen und auch das Gehirn. Der Grund: Durch diese sogenannte Glykation oder Glykierung (die Reaktion mit Zuckermolekülen) ändert sich die Art und Weise, wie der Körper Fettsäuren verstoffwechselt. Es entstehen 50-mal mehr freie Radikale, Cholesterin wird nicht mehr zu den Neuronen transportiert, und die Gehirnfunktion leidet. In wissenschaftlichen Untersuchungen wurden erhöhte Glucosewerte auch mit einem kognitiven Leistungsabfall im Alter und einem Schrumpfen des Gehirnvolumens in Verbindung gebracht. Aus diesem Grund wird die Alzheimerkrankheit von einigen Wissenschaftlern auch als »Diabetes Typ 3« bezeichnet. Sie vertreten die Ansicht, dass es sich bei der Alzheimerkrankheit um eine Form von Diabetes handelt. So könnte ein zu hoher Zuckerverzehr langfristig zu einer Insulinresistenz und einem fehlerhaften Glucosestoffwechsel führen – und so eventuell das Risiko für die Entstehung von Diabetes und Alzheimer begünstigen.[32]

Wurde Zucker früher sparsam verwendet, stellt er heutzutage nicht mehr nur drei bis vier Prozent unserer Nahrungsenergie bereit, sondern 15 bis 18 Prozent! Das ist eine fatale Entwicklung, warnen nicht nur Zahnärzte, sondern auch Kardiologen und Neurologen. Denn sie sind sich einig: Zucker schädigt nicht nur die Zähne, sondern auch das Herz und das Gehirn. Bei einem konstant hohen Blutzuckerspiegel nehmen Gedächtnis- und auch die Konzentrationsleistung ab. Ebenso steigt das Krebsrisiko deutlich an, so die These von Biochemiker Lewis C. Cantley vom Krebsforschungszentrum New York-Presbyterian Hospital.[33]

Zucker in Fertigprodukten

Auch wenn wir uns vornehmen, weniger Zucker zu essen – die Lebensmittelindustrie macht es uns nicht gerade leicht. Denn Zucker ist einfach überall beigemischt: in Joghurt, Tütensuppe, Ketchup, Tiefkühlpizza oder Wurst. Hier hilft tatsächlich nur der Blick auf die Zutatenliste. Grundsätzlich aber lohnt es sich, wann immer es möglich ist, auf die Vollkornvariante zu setzen. Brot? Kein Problem! Nudeln, Pizza, Müsli oder Kuchen – all diese Lebensmittel schmecken mit Vollkornmehl mittlerweile genauso lecker. Sie haben, genauso wie Obst und Gemüse, einen niedrigen glykämischen Index – sprich einen geringen Anteil an Gesamtkohlenhydraten bzw. Zuckerkalorien.

Der glykämische Index (GI)

Er sagt aus, wie stark verschiedene Speisen den Blutzuckerspiegel ansteigen lassen. Schnell verdauliche Kohlenhydrate weisen einen hohen GI auf und führen zu schädlichen Blutzucker- und Insulinspitzen.

Gute oder schlechte Kohlenhydrate – so liegen Sie richtig

Entscheidend ist nicht unbedingt die Menge an Kohlenhydraten, die wir aufnehmen, sondern vielmehr die Qualität:

- **Fest oder flüssig:** Grundsätzlich gilt: Die ganze Frucht ist gesünder als der gepresste Saft. Denn die ganze Frucht enthält mehr wertvolle Ballaststoffe, die den Blutzuckerspiegel langsamer ansteigen lassen. Außerdem sind mehr Vitamine und sekundäre Pflanzenstoffe enthalten.
- **Am besten ganz natürlich:** Je unverarbeiteter ein Lebensmittel ist, desto besser. Das gilt für Getreide genauso wie für Gemüse, das frisch natürlich mehr gesunde Ballaststoffe enthält, als wenn es geschält, zerkleinert, erhitzt oder frittiert wurde.
- **Viele Ballaststoffe:** Eine weitere Faustregel für die Beurteilung eines kohlenhydratreichen Nahrungsmittels ist die Frage, wie viele Ballaststoffe im Verhältnis zu den Gesamtkohlenhydraten enthalten sind. Ideal ist es, wenn das Verhältnis von verdaulichen Kohlenhydraten zu Ballaststoffen unter 10:1 liegt. Das bedeutet, 10 Gramm Kohlenhydrate sollten mindestens 1 Gramm Ballaststoffe liefern. Beispiel: Weißer Reis enthält pro 100 Gramm 78 Gramm Kohlenhydrate, aber nur 1,4 Gramm Ballaststoffe. 78 : 1,4 = 56. Das bedeutet, auf 1 Gramm Ballaststoffe kommen 56 Gramm Kohlenhydrate. Besser sind Kichererbsen: 44 Gramm Kohlenhydrate bieten 16 Gramm Ballaststoffe. 44 : 16 = 2,75 – das Verhältnis liegt hier weit unter 5 und ist ideal.

Wie viel Glucose braucht das Gehirn?

Mit dieser Frage haben sich Wissenschaftler beschäftigt und herausgefunden, dass der Wert in etwa bei 32 Mikromol pro 100 Gramm Gehirngewebe pro Minute beträgt. Das bedeutet: Ein Gehirn benötigt ungefähr 62 Gramm Glucose pro Tag. Bei einigen Menschen liegt der Wert vielleicht etwas darüber, bei anderen darunter. 62 Gramm Glucose mag viel klingen, ist es aber nicht – denn diese Menge entspricht in etwa 250 Kilokalorien pro Tag. Und es kommt dabei auch darauf an, auf welche Glucoselieferanten Sie setzen.

Entscheidend für das Gehirn ist v .a. die Verfügbarkeit an Glucose, die ein Lebensmittel innehat. Dass es sich dabei aber nicht zwingend um ungesunde Süßigkeiten handeln muss, beweist die nachfolgende Tabelle. Denn auch einige gesunde Lebensmittel versorgen das Gehirn mit natürlicher Glucose. So liefert beispielsweise eine kleine Rote Bete 31 Prozent des Tagesbedarfs an Glucose. Auch Trockenfrüchte, Kiwi oder Weintrauben eignen sich ganz hervorragend, um das »zuckerhungrige« Gehirn zu versorgen. Tipp: Setzen Sie möglichst auf natürliche Zuckerquellen. Sie liefern ausreichend Glucose und bewahren uns durch die enthaltenen Ballaststoffe gleichzeitig davor, zu viel Zucker aufzunehmen.

Zuckergehalt ausgewählter Lebensmittel

	Glucose (g/100 g)	Zucker gesamt (g/100 g)	% Glucose vom Gesamtzucker
Frühlingszwiebel	1,4	1,6	88 %
Kohlrabi	1,9	2,5	76 %
Steckrübe	2,2	3,9	56 %
Trockenaprikosen	20,3	38,9	52 %

Kiwi	5	10,5	48 %
Weintrauben	6,6	16,4	40 %
Zwiebel	1,9	5,0	38 %
Rote Bete	4,0	13	31 %
Honig	24,6	57,4	30 %

Zusammenfassend lässt sich sagen: Zu den wichtigsten Dingen, die man für die Leistungsfähigkeit und Gesundheit seines Gehirns tun kann, zählt, auf einen ausgeglichenen Blutzuckerspiegel zu achten. Dieser ist lebenswichtig für gesunde, ausgeglichene chemische Prozesse im Gehirn sowie zur Vorbeugung von neurodegenerativen Erkrankungen.

Proteine – Baustoffe des Gehirns

Eiweiße bzw. dessen Aminosäuren werden nicht ohne Grund als Bausteine des Lebens bezeichnet. Denn unser Körper benötigt sie zum Aufbau von Organen, Muskeln, Haut, Nägeln und Haaren, aber v. a. auch, um daraus Neurotransmitter – die chemischen Botenstoffe des Gehirns – herzustellen. Sie sind für die Gehirnfunktionen unerlässlich, denn sie formen Erinnerungen, regulieren Stimmungen, sorgen für einen gesunden Schlaf und steuern auch, wie leistungsfähig wir sind.

Proteine werden mit der Nahrung aufgenommen und vom Körper in die einzelnen Grundbausteine, die Aminosäuren zerlegt. Einige der Aminosäuren sind essenziell, das bedeutet, der Körper kann sie nicht selbst herstellen und ist auf eine konstante Zufuhr angewiesen. Schließlich kann Protein im Körper nicht (wie Fett) gespeichert werden. Wenn wir unseren Tagesbedarf nicht über die Nahrung decken, greift er nach zwei bis drei Tagen auf das eigene Muskelgewebe zurück, um sich daraus Aminosäuren für die Produktion von Hormonen und Neurotransmittern zu beschaffen. Weil dies langfristig Muskelorgane wie Herz oder Nieren schadet, ist es so wichtig, den Körper ausreichend und v. a. kontinuierlich mit Eiweiß zu versorgen. Mit kontinuierlich ist gemeint, die Menge über den Tag zu verteilen: jeweils 25 bis 30 Gramm zu den drei Hauptmahlzeiten (Frühstück, Mittag- und Abendessen). Dies ist ein Mittelwert für einen durchschnittlichen Erwachsenen, denn der Bedarf ist abhängig vom Alter und dem Ausmaß der sportlichen Bewegung.

Der individuelle Eiweißbedarf

0,8 Gramm Eiweiß pro Kilogramm Körpergewicht täglich sollte man aufnehmen, so lautet die Empfehlung. Für einen Mann, der 80 Kilogramm auf die Waage bringt, sind das 64 Gramm. Diese Eiweißmenge ist z. B. enthalten in 200 Gramm Putenbrust, 200 Gramm Magerquark und 1 Ei.

Die Mischung macht's

Die Qualität eines Proteins hängt von seinem Gleichgewicht an Aminosäuren ab – also davon, wie gut der Körper die jeweils enthaltenen nutzen kann. Experten sprechen von der Netto-Nutzbarkeit (NPU für *Net Protein Utilization)* eines Proteins. Denn von den insgesamt 23 Aminosäuren, die es gibt, sind nur acht essenziell. Das bedeutet, die anderen 15 kann der Körper aus den essenziellen acht selbst produzieren, wenn die Ernährung keine ausreichende Menge von ihnen enthält. Wer einzelne Proteinquellen geschickt kombiniert, verbessert die Gesamtqualität der aufgenommenen Proteine dadurch enorm.

Die besten Eiweißquellen

20 g Eiweiß stecken in ...	NPU (Netto-Proteinverwertung)
100 g Quinoa	sehr gut
400 g Vollkornreis	sehr gut
35 g Kabeljau	sehr gut
85 g Thunfisch	sehr gut
100 g Lachs	sehr gut
75 g Huhn	sehr gut
2 Eiern	sehr gut
450 g Joghurt	sehr gut
125 g Hüttenkäse	sehr gut
275 g Tofu	gut
200 g Bohnen	gut
85 g Linsen	gut
75 g Kürbiskernen	gut
115 g Mandeln	gut
40 g Brokkoli	gut
40 g Spinat	gut

Lebensmittel als Vorstufe von Neurotransmittern

Als Baustein von Neurotransmittern sind Aminosäuren für die Weitergabe von Informationen verantwortlich. Also für das, was wir denken, reden, fühlen, träumen und woran wir uns erinnern. Weil Neurotransmitter, wie alle Proteine, nicht vom Körper gespeichert werden, müssen sie bei Bedarf blitzschnell produziert werden. So ist klar: Damit das Gehirn effizient arbeiten kann, müssen die Bestandteile, die zum Aufbau der chemischen Botenstoffe (Neurotransmitter) notwendig sind, jederzeit verfügbar sein und im Blutkreislauf zirkulieren. V. a., weil diese Neurotransmitter auch ununterbrochen verbraucht werden. Umso entscheidender ist also, wie oben erwähnt, eine gleichmäßige Eiweißaufnahme.

In unserem Körper gibt es mindestens hundert verschiedene Neurotransmitter, von welchen jeder eine spezifische Funktion hat. All diese Botenstoffe sind für die Signalübertragung von einer Nervenzelle zur nächsten zuständig. Die meisten werden im Darm oder in den Axonen der Gehirnzellen gebildet. Zur Herstellung benötigt der Körper bestimmte Nährstoffe. Fehlen die, können die Nervenzellen nicht mehr richtig kommunizieren, und es kann zu einem deutlichen Leistungsabfall kommen.

Zu den wichtigsten Neurotransmittern zählen Dopamin, Serotonin, GABA (Gamma-Aminobuttersäure) und Acetylcholin. Dopamin wirkt im Körper wie ein natürliches Antidepressivum, Serotonin besitzt eine beruhigende Wirkung. Gegen Abend wird es benötigt, um Melatonin zu produzieren, das für einen erholsamen Schlaf sorgt.

Dopamin – der körpereigene Motivator

Der Botenstoff Dopamin spielt eine entscheidende Rolle bei der Erhaltung kognitiver Fähigkeiten. Es aktiviert das körpereigene Belohnungssystem, motiviert und verbessert die Aufmerksamkeit. Dopamin hilft uns auch, uns zu fokussieren und zu konzentrieren. Zu den häufigsten Merkmalen eines Dopaminmangels zählt eine geringe Stresstoleranz und ein Fehlen an Motivation. Betroffene können sich selten aufraffen, bestimmte Dinge zu tun, oder Aufgaben zu Ende bringen. Ein langfristiger Mangel wird hingegen mit der Entstehung von Parkinson und ADHS in Verbindung gebracht.

Der Grundbaustein für den Neurotransmitter Dopamin ist die Aminosäure Tyrosin. Der Körper kann sie wiederum aus der Aminosäure Phenylalanin selbst herstellen. Das Fatale ist jedoch: Nach Tyrosin herrscht im Körper eine große Nachfrage. Es ist nämlich ebenfalls notwendig, um weitere Botenstoffe wie die Stresshormone Adrenalin oder Noradrenalin zu produzieren. Und auch für Endorphine (unsere Wohlfühlhormone), das Schilddrüsenhormon (Thyroxin) und Melanin (Farbstoff von Haut und Haar) wird Tyrosin als Baustoff benötigt. Wenn wir uns eiweißarm ernähren, kann es also rasch zu einem Mangel kommen, der sich durch ein Abnehmen der geistigen und körperlichen Leistungsfähigkeit bemerkbar macht.

Im Schnitt benötigt jeder Erwachsene etwa 33 Milligramm von beiden (Tyrosin und Phenylalanin) pro Kilogramm Körpergewicht. Das entspricht etwa 2,64 Gramm pro Tag für einen 80 Kilogramm schweren Mann. Wie die Tabelle zeigt, steckt Phenylalanin v. a. in proteinreichen tierischen Lebensmitteln wie Fleisch, Geflügel, Eiern oder Fisch, aber auch in Milch und Milchprodukten wie Joghurt oder Käse. Ebenso zählen bestimmte Pflanzen zu den hochwertigen Lieferanten – am meisten steckt in Hülsenfrüchten, Nüssen und Samen.

Wichtige Phenylalaninquellen

Tierische Lebensmittel	Phenylalanin pro 100 g (in mg)
Parmesan	1870
Gouda	1390
Huhn	1310
Rind	1210
Schwein	1030
Garnele	910
Kabeljau	790
Lachs	775
Barsch	760

Pflanzliche Lebensmittel	Phenylalanin pro 100 g (in mg)
Sojabohnen	2122
Erdnüsse	1290
Chiasamen	1028
Mandeln	980
Sesam	959
Kürbiskerne	924
Haferflocken	627
Walnüsse	540
Linsen	400
Kidneybohnen	350
Zartbitterschokolade	235

Blut-Hirn-Schranke

Um Phenylalanin in Dopamin umzuwandeln, ist ein stabiler Blutzuckerspiegel entscheidend. Denn nur so kann die Dopamin-Vorstufe Phenylalanin die Blut-Hirn-Schranke passieren. Näheres zu den Blutzuckerschwankungen und den zu vermeidenden Insulinspitzen lesen Sie ab S. 42.

Serotonin – ein echter Glücksbringer

Das »Glückshormon« Serotonin steuert unsere Gefühle und gibt ans Gehirn die Information weiter, wie entspannt oder glücklich wir uns fühlen. Es wird in den Raphe-Kernen im Mittelhirn gebildet, seine Bildung hängt u. a. von ausreichenden Mengen an Licht ab. So geht ein Serotoninmangel oft mit Stimmungsschwankungen oder Depressionen während des Winters oder an wolkenverhangenen Tagen oder zu viel im Haus verbrachten Tagen einher. In einigen Studien wurde entdeckt, dass eine verminderte Serotonin-Aktivität eventuell auch mit erhöhter Wut und Aggressivität, Zwangsstörungen oder Migräne einhergeht.

Um Serotonin herzustellen, wird die essenzielle Aminosäure Tryptophan benötigt. Etwa 10 Prozent des Tryptophans, das wir aufnehmen, wird zur Herstellung von Serotonin verwendet. Umso wichtiger ist es also, ausreichend davon zu essen. Anders als Tyrosin ist Tryptophan nur in wenigen Lebensmitteln und meist auch nur in geringer Menge enthalten. Gerade deshalb sollte man die Quellen genau kennen und diese Lebensmittel am besten täglich in den Speiseplan integrieren.

Im Schnitt benötigt ein Erwachsener 5 Milligramm Tryptophan pro Kilogramm Körpergewicht pro Tag. Das bedeutet: Ein 80 Kilogramm schwerer Erwachsener benötigt etwa 400 Milligramm Tryptophan pro Tag. Mehr als die Hälfte davon steckt bereits in zwei Esslöffeln Chiasamen. Doch auch Weizenprodukte, Spirulina-Algen oder Kürbiskerne enthalten viel Tryptophan – siehe Tabelle. Entscheidend für die Aufnahme von Tryptophan im Körper ist das Verhältnis von Tryptophan zu semi-essenziellen (bedingt lebenswichtigen) Aminosäuren (CAAs). Das bestimmt, wie gut das Tryptophan die Blut-Hirn-Schranke durchqueren und in Serotonin umgewandelt werden kann.

Die Top-10-Tryptophanquellen

Lebensmittel	Portionsgröße	Tryptophan pro Portion (in mg)	CAA pro Portion (in mg)	Tryptophan-CAA-Verhältnis
Chiasamen	1 EL (14 g)	101	0,635	0,159
Vollmilch	1 Tasse (200 ml)	155	1,900	0,081

Sesamsamen	1 EL (14 g)	94,5	1,165	0,081
Naturjoghurt	1 Becher (245 g)	49	3,822	0,078
Kürbiskerne	1 EL (14 g)	60,5	0,807	0,075
Pflaume, getrocknet	1 Stück (26 g)	2	27	0,074
Spirulina-Algen	1 Schale (28 g)	260	3,768	0,069
Kakao	1 TL (5 g)	3,2	52,5	0,061
Weizenbrot	1 Scheibe (50 g)	19	317	0,060
Edamame (Sojabohnen)	1 Schale (118 g)	236	2,354	0,057

Acetylcholin – wichtig für einen wachen Geist

Acetylcholin war der erste Neurotransmitter, der entdeckt wurde, und ist auch einer der wichtigsten. Er stimuliert die Muskeln und ist zudem zuständig für Gedächtnis, Lern- und Konzentrationsfähigkeit. Ein Mangel wird mit der Entstehung von Alzheimer in Verbindung gebracht. Zumindest wiesen in Studien an Alzheimer erkrankte Menschen einen signifikanten Rückgang des Acetylcholins auf. Der Teil des Gehirns, in dem Acetylcholin aktiv ist, ist für die Körpertemperatur und den Schlafrhythmus verantwortlich. Aus diesem Grund kann sich ein Mangel auch in Form von häufiger Müdigkeit oder Schlafstörungen bemerkbar machen. Unser Gehirn braucht Cholin (Vitamin B_4), um daraus den Neurotransmitter Acetylcholin herzustellen. Das gelingt beispielsweise mit Eiern, die zu den wertvollsten Cholinquellen zählen. Eine erwachsene Frau benötigt ca. 425 Milligramm Cholin pro Tag, Männer ca. 550 mg. So viel steckt ungefähr in 22 Grapefruits, 1,5 Kilo Brokkoli, einem halben Hühnchen oder 3 Eiern. Doch keine Sorge, das bedeutet nicht, dass Sie jeden Tag mehrere Kilo Brokkoli essen müssen, geschweige denn Grapefruits! Es kommt immer auf das Zusammenspiel aller aufgenommenen Lebensmittel an. Wie Sie in der Tabelle sehen können, gibt es auch weitere Möglichkeiten, Ihren Körper mit Cholin zu versorgen.

Wichtige Cholinquellen

Lebensmittel	Portions-größe	Cholin pro Portion (in mg)	Cholin pro 100 g (in mg)
Eigelb	1 (20 g)	136	682
Bier-Hefe	2 TL	120	400
Shiitake-Pilze	25 g	57	202
Weizenkeime/-sprossen	240 g	202	84
Kabeljau	225 g	190	84
Quinoa	170 g	119	70
Huhn	225 g	150	66

Gamma-Aminobuttersäure (GABA) – natürliches Anti-Stress-Mittel

GABA übernimmt als sogenannter hemmender Neurotransmitter im Gehirn zahlreiche wichtige Aufgaben. Er sorgt für die Bildung neuer Nervenzellen, hilft bei deren Differenzierung und bildet Synapsen aus. Die entscheidendste Fähigkeit der GABA besteht jedoch darin, das Gehirn sowie das gesamte Nervensystem zur Ruhe zu bringen, um in stressigen Situationen gelassen zu bleiben. Ein GA-

BA-Mangel macht sich beispielsweise durch Einschlafschwierigkeiten, Muskelverspannungen oder ein erhöhtes Stressempfinden bemerkbar. Gebildet wird GABA aus Glutamat (L-Glutamin bzw. Glutaminsäure), das v. a. in tierischen Lebensmitteln wie Milch, Käse, Fleisch, Fisch und Eiern enthalten ist. Aber auch einige pflanzliche Lebensmittel versorgen das Gehirn mit der GABA-Vorstufe.

Wichtige Glutaminquellen

Lebensmittel	Glutamin pro 100 g (in mg)
Parmesan	6848
Mandeln	6095
Gouda	5107
Camembert	4598
Mozzarella	4345
Huhn (Brust)	3744
Cashewnüsse	3640
Thunfisch	3567
Rindfleisch	3136
Walnüsse	2980
Lachs	2849
Tofu	1585
Ei	1548
Milch	670
Naturjoghurt	584
Tomate	424
Grüne Bohnen	340

Geschmacksverstärker

Viele kennen Glutamat als Geschmacksverstärker. Dies ist auch richtig so. Denn der künstlich hergestellte Zusatzstoff Mononatriumglutamat verstärkt in höheren Konzentrationen den natürlichen Geschmack von Lebensmitteln. Es wird Fertiglebensmitteln in unnatürlich großen Mengen zugesetzt und steht im Verdacht, Allergien auszulösen und den Heißhunger zu schüren. Ein Beispiel: Um den Glutamatgehalt einer Tütensuppe zu erreichen, müsste man 1 Kilogramm Tomaten essen oder 75 Liter Kuhmilch trinken.

Vitamin B_6 – der Schlüssel für Hirnleistung

Ohne die Unterstützung von Vitamin B_6 wäre das Gehirn nicht in der Lage, Neurotransmitter wie Serotonin, Dopamin oder GABA herzustellen. Deshalb muss Vitamin B_6 täglich und in ausreichender Menge über die Nahrung zugeführt werden. Am besten kann der Körper Vitamin B_6 in natürlicher Form aufnehmen. Zu den wertvollsten Quellen zählen Sonnenblumenkerne und Pistazien, aber auch Thunfisch, Geflügel oder mageres Rindfleisch. Wer es gerne vegetarisch mag, greift zu Kartoffeln, Avocado, Kohl, Bananen oder Vollkornprodukten. Der Tagesbedarf liegt bei 1,2 Milligramm für Frauen, Männer brauchen etwas mehr (1,5 mg).

Wichtige Vitamin-B_6-Quellen

Lebensmittel	Portionsgröße	Vitamin B_6 pro Portion (in mg)	Vitamin B_6 pro 100 g (in mg)
Pistazienkerne	1 Schälchen (125 g)	2,1	1,7
Knoblauch	6 Zehen (20 g)	0,22	1,1
Thunfisch	1 Stück (115 g)	1,18	1,04

Putenfleisch	1 Stück (115 g)	0,92	0,81
Rindfleisch	1 Stück (115 g)	0,74	0,65
Huhn	1 Stück (115 g)	0,68	0,6
Lachs	1 Stück (115 g)	0,64	0,57
Spinat	1 Schälchen (90 g)	0,44	0,49
Kohl	1 Schälchen (90 g)	0,34	0,38

Vitamin E senkt das Demenzrisiko

Eine US-Studie konnte zeigen, dass 16 Milligramm Vitamin E pro Tag ausreichen, um das Demenzrisiko um 67 Prozent zu senken. V. a. in Kombination mit Vitamin C (mindestens 133 mg /Tag) war ein Effekt messbar. So konnte zugleich das Risiko, an Alzheimer zu erkranken, gesenkt und ebenso die Zellalterung gebremst werden.

Das hirneigene Abwehrsystem – die Antioxidantien

Es gibt noch eine weitere Möglichkeit, durch die Ernährung Einfluss auf die Gesundheit Ihres Gehirns zu nehmen: indem Sie auf eine bestimmte Gruppe von sekundären Pflanzenstoffen setzen – auf die Antioxidantien. Denn sie sind in der Lage, die Körper- und v. a. auch die Gehirnzellen vor dem Angriff freier Radikale zu schützen. Am besten lässt sich die Wirkung der Antioxidantien an einem frisch halbierten Apfel erklären: Sorten mit einem niedrigen Vitamin-C-Gehalt werden schneller braun. Äpfel, die viel vom antioxidativ wirkenden Vitamin C enthalten, bleiben länger frisch und knackig. Diesen Effekt des Bräunlichverfärbens bezeichnet man als Oxidation – ein natürlicher Prozess, der nicht nur bei angeschnittenem Apfelfruchtfleisch, sondern auch im Gehirn stattfindet. Im Gehirn geschieht das immer dann, wenn die Gehirnzellen Glucose und Sauerstoff zur Energiegewinnung verbrennen. Und das passiert im Grunde ständig. Normalerweise ist das Gehirn problemlos in der Lage, diese fortlaufende Oxidation auszugleichen. Doch es kommt vor, dass das System außer Kontrolle gerät und so die Funktionsweise Ihres Gehirns gefährdet. Dieser sogenannte oxidative Stress zerstört schrittweise die Gehirnzellen. Von allen Organen ist das Gehirn zwar am stärksten von einer solchen Oxidation betroffen, ihm aber trotzdem nicht hilflos ausgeliefert. Denn über die Nahrung aufgenommene Antioxidantien sind in der Lage, dem Angriff dieser freien Radikale entgegenzuwirken und so eine Zerstörung der Zellen zu verhindern. Zu den wichtigsten Antioxidantien zählen sekundäre Pflanzenstoffe, Vitamin E (in Mandeln oder Leinsamen) sowie Vitamin C (in Zitrusfrüchten, Beeren und Gemüse). Vitamin A, das aus Beta-Carotin gebildet wird, besitzt ebenfalls eine antioxidative Funktion.

Die Heilkraft der sekundären Pflanzenstoffe

Es gibt sicher mehr als einen Grund, jeden Tag ausreichend frisches Obst und Gemüse zu essen. Einer davon ist der hohe Vitamingehalt, aber nicht nur. Viel entscheidender sind die sekundären Pflanzenstoffe, deren Wirkung auf das Gehirn erwiesen ist. Sie wirken entzündungshemmend und schützen die Körperzellen vor dem Angriff freier Radikale (siehe oben). Die Deutsche Gesellschaft für Ernährung (DGE) schreibt v. a. den Flavonoiden, einer Untergruppe der sekundären Pflanzenstoffe, neurologische Wirkungen und einen positiven

Einfluss auf kognitive Fähigkeiten zu. Ernährungswissenschaftler haben mittlerweile rund 100 000 verschiedene sekundäre Pflanzenstoffe ausgemacht, wobei 5000 bis 10 000 in der menschlichen Nahrung vorkommen. Zu den bekanntesten zählen Quercetin (in Äpfeln), Polyphenole (in violettrot gefärbten Früchten und Beeren, Walnüssen oder Kakao) sowie Resveratrol (in Rotwein). Sie zählen zu den sogenannten Anti-Aging-Lebensmitteln, die das Gehirn lange jung und leistungsfähig halten sollen. Meist findet man diese gesundheitsfördernden Stoffe direkt unter der Schale von Früchten und Gemüse. Das ist also ein guter Grund, Bio-Ware zu kaufen und diese nicht zu schälen.

Health Benefits von Polyphenolen

- **Sie erhöhen die Neurogeneserate:** Studien haben gezeigt: Polyphenole erhöhen die Konzentration des Wachstumsfaktors BDNF und des Nervenwachstumsfaktors (NGF). Beide Proteine fördern nachweislich die Neurogenese und schützen die Nervenzellen vor dem Absterben. Eine Erhöhung kann zusätzlich die Lernfähigkeit verbessern.
- **Polyphenole halten die Darmflora gesund:** Polyphenole sind in der Lage, die Zusammensetzung der Darmbakterien positiv zu verändern. Und zwar, indem sie das Wachstum der guten Darmbakterien fördern und das der schlechten dadurch eindämmen. Warum eine gesunde Darmflora auch wichtig für das Gehirn ist, wird ausführlich ab S. 110 beschrieben.
- **Polyphenole wirken entzündungshemmend:** Die Pflanzenfarbstoffe reduzieren nachweislich die Zahl der entzündungsfördernden Stoffe wie Zytokine im Blut. Dadurch wer-

den indirekt der Blutfluss und die Sauerstoffversorgung zum Gehirn verbessert. Auch der altersbedingte Abbau der Gehirnzellen wird so gebremst.

Vitamin E – Tocopherol

Das fettlösliche Vitamin fungiert im Organismus v. a. als wirksamer Radikalfänger. So kann Vitamin E (am besten im Verbund mit Vitamin C und Beta-Carotin) die Zerstörung von Körperzellen verhindern, das Risiko für die Entstehung von Herz-Kreislauf-Erkrankungen senken und oxidativen Stress minimieren. Vitamin E spielt zusätzlich für die Sauerstoffversorgung des Gehirns eine wichtige Rolle. Der Tagesbedarf liegt bei 12 bis 15 Milligramm pro Tag.

Wichtige Vitamin-E-Quellen

Lebensmittel	Portionsgröße (in g)	Vitamin E pro Portion (in mg)
Weizenkeimöl	10	18,5
Schwarzwurzeln	200	12
Haselnüsse	30	8
Mandeln	30	7,5
Paprika	200	5
Sonnenblumenöl	10	5
Maiskeimöl	10	3,1
Sojaöl	10	2,9
Sesamöl	10	2,8
Erdnussöl	10	2,6
Walnussöl	10	0,8

Vitamin C – Ascorbinsäure

Bereits vor unserer Geburt spielt Vitamin C eine wichtige Rolle bei der Hirnentwicklung des Fötus im Mutterleib. Es ist zudem erforderlich für die Herstellung von Neurotransmittern wie Serotonin und Dopamin. Und auch, um Stresshormone wie Adrenalin zu bilden. Vitamin C wirkt ebenfalls als Antioxidans und schützt das empfindliche Hirngewebe vor dem Angriff freier Radikale. Zu den besten Quellen zählen neben Zitrusfrüchten auch rote Beeren, Paprika oder Kohl. Der Tagesbedarf liegt bei 100 Milligramm täglich.

Wichtige Vitamin-C-Quellen

Lebensmittel	Portionsgröße (in g)	Vitamin C pro Portion (in mg)
Johannisbeeren, schwarz	150	266
Rosenkohl	200	224
Fenchel	200	168
Blumenkohl	200	138
Kohlrabi	200	126
Papaya	150	120
Wirsing	200	100
Weißkohl	200	94
Erdbeeren	150	93
Orange	150	75
Kiwi	150	69
Süßkartoffel	200	60
Mango	150	56
Johannisbeeren, rot	150	54
Tomate	200	50

Himbeeren	150	37
Melone	150	37
Portulak	50	36

Warum Vitamine und Mineralstoffe schlau machen

Vitamine spielen eine entscheidende Rolle, sofern es um die Gehirnaktivität, dessen Wachstum und selbstverständlich auch die Vitalität geht. Auch wenn Vitamine nicht zu den Energielieferanten zählen, unterstützen sie das Gehirn bei der Energieproduktion. Mehr noch, sie sind der Schlüssel, wenn es um die Umwandlung von Nahrung in Energie geht. Lebenswichtige Stoffwechselprozesse würden ohne Vitamine nicht funktionieren.

Vitamine können aber noch mehr, da sind Wissenschaftler überzeugt. Deren stärkende Wirkung auf das Immunsystem ist seit Jahren unumstritten. Sie sind außerdem Taktgeber und Steuerzentrale des Gehirns. Und auch, um Neurotransmitter zu produzieren, sind sie in ausreichender Menge notwendig. So konnten einige Studien nachweisen, dass ein Mangel an Vitaminen mit Erkrankungen des Gehirns zusammenhängt: Ein Mangel an Vitamin B_1 steht im Zusammenhang mit der Entstehung von Demenz, ebenso wie ein niedriger Vitamin B_6- oder -B_{12}-Spiegel. Und fehlendes Vitamin B_9 (Folsäure) steht im Verdacht, beim Fötus neuronale Schädigungen zu verursachen, die im Erwachsenenalter zu kognitiven Fehlfunktionen führen können.

All diese Vitamine werden über die Nahrung aufgenommen, denn unser Körper kann sie nicht selbst bilden. Aufgeteilt werden sie in fettlösliche und wasserlösliche Vitamine. Nur die fettlöslichen (A, D, E und K) kann der Körper speichern, die wasserlöslichen nicht – ein Zuviel wird automatisch vom Körper ausgeschieden. Wasserlösliche

Vitamine sind ebenfalls wichtig für die Gehirnfunktion, v. a. Vitamin C, B_{12}, B_6, Folsäure und Cholin. Sie sind dafür verantwortlich, dass alle Körpervorgänge reibungslos ablaufen. Einige halten die Neurotransmitter in Gang, andere wiederum fungieren als Bestandteil dieser.

Die B-Vitamine – breites Aufgabenspektrum

Sie sind die absolut zentrale Substanz für die geistige Gesundheit eines jeden von uns. Weil die B-Vitamine wasserlöslich sind und schnell wieder aus dem Körper ausgeschieden werden, benötigen wir große Mengen davon. Schließlich kann ein kurzfristiger Mangel an einem der Vitamine verändern, wie wir denken oder fühlen. Umso wichtiger ist eine gleichmäßige Versorgung über den Tag verteilt. Dies ist in der Regel aber nicht allzu schwer, weil eine ausgewogene Ernährung genügend B-Vitamine liefert. Die besten Quellen für Vitamin B_1, B_3, B_5 und B_6 sind Vollkorngetreide und Gemüse. Vitamin B_6 steckt zusätzlich in Bananen. Um den Folsäurebedarf (B_9) zu decken, sollten Sie regelmäßig Spinat und grünblättriges Gemüse auftischen, und um die B_{12}-Versorgung zu garantieren, braucht es Proteinquellen wie Eier oder Fisch. Jedes B-Vitamin erfüllt dabei andere Aufgaben im Gehirn:

Vitamin B_1 – Thiamin: Es hilft dabei, Glucose, den Haupttreibstoff des Gehirns, in Energie umzuwandeln. Zu den ersten Symptomen eines Vitamin-B_1-Mangels gehört daher die geistige und auch körperliche Müdigkeit sowie Konzentrationsschwäche. Professoren der Universität Swansea, Wales, haben herausgefunden, dass niedrige Thiamin-Werte mit einer geringen kognitiven Funktion bei jungen Erwachsenen einhergehen. Eine ausreichende Versorgung sorgt hingegen für einen klaren Kopf und ein besseres Reaktionsvermögen. Der Tagesbedarf liegt bei 1,0 bis 1,4 Milligramm täglich.

Wichtige Vitamin-B_1-Quellen

Lebensmittel	Portionsgröße (in g)	Vitamin B_1 pro Portion (in mg)
Schweinefilet	150	1,65
Schweinefleisch	150	1,35
Schweineschnitzel	150	1,20
Erbsen, trocken	50	0,38
Bohnen, weiß, trocken	50	0,25
Kichererbsen, trocken	50	0,25
Linsen, trocken	50	0,24
Vollkornbrot	50	0,16

Vitamin B_3 – Niacin: Von allen Nährstoffen, die eine Rolle für die psychische Gesundheit spielen, ist Niacin der bekannteste. Es ist für das Glucosegleichgewicht notwendig und auch für die Produktion von Serotonin (Glückshormon) sowie Melatonin (Schlafhormon) aus der Aminosäure Tryptophan.

Vitamin B_5 – Pantothensäure: Sie wird für die Produktion des gedächtnisverbessernden Neurotransmitters Acetylcholin benötigt. Eine ausreichende Versorgung ist wichtig, um das Erinnerungsvermögen zu schärfen.

Vitamin B_6 – Pyridoxin: Dieses Vitamin ist für die Bildung nahezu aller Neurotransmitter notwendig (s. S. 48). Ein Mangel an Vitamin B_6 hat beispielsweise zur Folge, dass wir Serotonin nicht effizient genug herstellen können, was zu Depressionen führen kann. B_6 kann auch beim Stressabbau helfen.

Vitamin B_9 – Folsäure: Sie ist wichtig für unser Nervensystem. Wenn es uns daran mangelt, leiden unsere kognitiven Fähigkeiten, was uns anfällig für Depressionen macht. Auch die Entstehung einer Demenz-Vorstufe oder Alzheimer wird in diesem Zusammenhang gerade untersucht. Umso wichtiger ist es also, regelmäßig folsäurereiche Lebensmittel wie Spinat, Fenchel, Feldsalat, Eier oder Rote Bete zu essen. Der Tagesbedarf liegt bei 400 Mikrogramm täglich. Tipp: Natürliche Folsäure in Lebensmitteln ist sehr hitzeempfindlich und wasserlöslich. So gehen bei Kochen und Verarbeiten rund 70 Prozent verloren. Deshalb ist Rohkost die beste Wahl.

Wichtige Folsäurequellen

Lebensmittel	Portionsgröße (in g)	Folsäure pro Portion (in mg)
Rosenkohl, roh	100	182
Erdnüsse	100	169
Spinat, roh	100	145
Erdbeeren	200	130
Brokkoli, roh	100	111
Fenchel, roh	100	100
Tomate, roh	200	89
Rote Bete, roh	100	83
Feldsalat	50	73

Vitamin B_{12} – Cobalamin: Ein Mangel ist eher selten, weil es der Körper gut speichern kann. Zwei Ausnahmen gibt es jedoch: Vegetarier bzw. Veganer und Menschen über 60. Hier kann es zu einem Mangel kommen, der zu Muskelschwäche, allgemeiner Müdigkeit und Gedächtnisproblemen führt. Neuere Untersuchungen vermuten auch einen Zusammenhang zwischen der Entstehung von Alzheimer und einem Vitamin-B_{12}-Mangel. Hier können Sie mit proteinreichen Lebensmitteln wie Fleisch, Ei oder Milchprodukten sowie Sojaprodukten, Nüssen, Vollkorngetreide und Sauerkraut entgegenwirken.

Mineralstoffe

Ebenso wichtig für körperliche und mentale Gesundheit wie Vitamine sind selbstverständlich die Mineralstoffe. Sie verleihen den Zellen Struktur – vor allem jenen in Blut, Nerven und Muskeln, aber auch den Knochen, Zähnen und Organen. Daneben sind einige für zahlreiche Funktionen im Gehirn zuständig, regulieren den Gehirnstrom und die Versorgung. Andere wiederum sind für den Stoffwechsel und die Nervenübertragung zuständig. Magnesium, Zink, Kupfer, Eisen, Jod, Selen, Mangan und Kalium zählen zu den wichtigsten Mineralstoffen, um das Gehirn bis ins hohe Alter fit und leistungsfähig zu halten.

Calcium und Magnesium: Sind Sie häufig gereizt, nervös oder angespannt? Dann mangelt es Ihnen vielleicht an Calcium bzw. Magnesium. Die beiden Mineralstoffe sind wichtig, um in Stresssituationen zur Ruhe zu kommen. Magnesium steckt in grünblättrigem Gemüse, Nüssen, Sesam sowie Kürbis- oder Sonnenblumenkernen. Viel Calcium enthalten alle Milchprodukte. Der Tagesbedarf an Calcium liegt bei 1 Gramm pro Tag, an Magnesium werden 300 bis 350 Milligramm täglich benötigt.

Wichtige Calciumquellen

Lebensmittel	Portionsgröße (in g)	Calcium pro Portion (in mg)
Grünkohl	200	424
Emmentaler Käse	30	309
Milch	250	308
Fenchel	200	218
Quark	200	184

Wichtige Magnesiumquellen

Lebensmittel	Portionsgröße (in g)	Magnesium pro Portion (in mg)
Portulak	200	301
Kürbiskerne	50	201
Haferflocken	50	67
Grünkohl	200	62
Schokolade	30	30
Weizenvollkornbrot	50	30

Zink: Der Mineralstoff, an dem es den meisten Menschen mangelt, ist gleichzeitig auch einer der wichtigsten Nährstoffe für die psychische Gesundheit. Der empfohlene Aufnahmewert pro Tag liegt bei 7 Milligramm für Frauen und bei 10 Milligramm für Männer. Da Zink wichtige Funktionen bei der Versorgung des Gehirns übernimmt, sollte es auf dem Speiseplan nicht zu kurz kommen. Zusätzlich ist Zink für die Synthese von Serotonin (s. S. 51) zuständig. Sie finden Zink in jeder Art von Nüssen, Samen oder Weizenkeimen, Fisch und Fleisch sind ebenfalls gute Quellen. Der Tagesbedarf liegt bei 7 bis 10 Milligramm.

Wichtige Zinkquellen

Lebensmittel	Portionsgröße (in g)	Zink pro Portion (in mg)
Austern	100	22
Kalbsleber	100	8,4
Rindfleisch (Lende)	150	6,1
Kürbiskerne	50	3,5
Sesam	30	2,3
Weizenvollkornbrot	50	0,8

Eisen: Um reibungslos zu funktionieren, ist unser Gehirn auf Sauerstoff angewiesen. Dieser wird über das Blut transportiert, wozu wiederum Eisen benötigt wird. So macht sich ein Eisenmangel durch eine schlechte Sauerstoffversorgung u. a. des Gehirns bemerkbar. Man wird müde, antriebslos und ist schwer für etwas zu begeistern. Auch die geistige Leistungsfähigkeit nimmt nach und nach ab. Aus diesem Grund sollten Sie regelmäßig (rotes) Fleisch essen – hier steckt am meisten Eisen drin. Doch auch Linsen, weiße Bohnen, Trockenfrüchte, Sesam oder Haferflocken sind ausgezeichnete Eisenquellen für den Organismus. Um dieses pflanzliche Eisen besser verwerten zu können, braucht der Körper Vitamin C. Also am besten Vitamin-C-haltiges Obst (z. B. Kiwi oder Orange) zum Nachtisch essen oder ein Glas Orangensaft zum Essen trinken. Übrigens: Auch Bewegung an der frischen Luft flutet den Organismus mit Sauerstoff und macht den Kopf frei. Der Tagesbedarf liegt bei 10 bis 15 Milligramm.

Wichtige Eisenquellen

Lebensmittel	Portionsgröße (in g)	Eisen pro Portion (in mg)
Sojabohne	75	9,9
Pfifferlinge	200	9,8
Kürbiskerne	50	6,3
Linsen	75	6
Schwarzwurzel	200	5
Amarant	50	4,5
Rindfleisch	150	3,9
Hirse	50	3,5

Kapitel 3

Die besten Brain Foods

Es steckt in ihnen einfach viel mehr als in anderen Lebensmittel: Mit einer geballten Ladung an hochwertigen Inhaltsstoffen verbessern diese Brain Foods die Gedächtnisleistung minimieren das Alzheimerrisiko, verbessern die Konzentrationsfähigkeit, steigern die kognitiven Fähigkeiten und regen die Neurogenese an. Ihre Wirkung wurde in zahlreichen Studien untersucht und wissenschaftlich belegt. So ist es sinnvoll, diese so oft wie möglich in den Speiseplan einzubauen und am besten täglich zuzugreifen.

Olivenöl

Die mehr oder weniger stark ausgeprägte Schärfe, die wir beim Olivenöl schmecken, ist auch maßgeblich für dessen gesundheitlichen Nutzen verantwortlich (s. S. 38). Genau genommen handelt es sich dabei um Oleocanthal, ein Mitglied aus der Gruppe der Phenole. Diese starken Antioxidantien sind in der Lage, die Nervenzellen vor dem Angriff freier Radikale zu schützen. Zudem besitzt das Oleocanthal entzündungshemmende Eigenschaften und kann so negative Veränderungen der Gehirnstrukturen verhindern. Dies ist nach Ansicht von Wissenschaftlern auch der Grund, weshalb eine mediterrane Diät nachweislich das Risiko einer Entstehung von Alzheimer minimieren kann. Sie haben bewiesen, dass Oleocanthal Enzyme aktiviert, die das Gehirn von Eiweißablagerungen, den sogenannten Amyloid-Plaques, befreien. »Ein typisches Kennzeichen für eine bestehende Alzheimer-Krankheit«, sagen Wissenschaftler um A. Abuznait von der Universität Louisiana.[34]

Doch dem ist nicht genug: Olivenöl verbessert zudem nachweislich die kognitive Leistungsfähigkeit. Dies ist den ungesättigten Fettsäuren zu verdanken, die in Kombination mit dem antioxidativ wirkenden Vitamin E die Alterung unserer Gehirnzellen nachweislich verlangsamen. Ein Esslöffel genügt, um 10 Prozent des Tagesbedarfs zu decken. Zu einem ähnlichen Ergebnis kamen auch Wissenschaftler der Universität Monastir in Tunesien: »Unsere Ergebnisse deuten darauf hin, dass Olivenöl bzw. sein antioxidativ wirkendes Oleocanthal eine neuroprotektive Aktivität gegen oxidative Schäden im Gehirn ausübt.«[35]

Und auch bei stressbedingten Kopfschmerzen scheint Oleocanthal zu helfen. Sowohl Oleocanthal als auch Ibuprofen hemmen dieselben Enzyme, weshalb Olivenöl vermutlich eine ähnliche Wirkung wie Ibuprofen hat. Eine tägliche Dosis von vier Esslöffeln Olivenöl entspricht etwa 10 Prozent der empfohlenen Ibuprofen-Dosis zur Schmerzlinderung bei Erwachsenen, sagen Forscher unter der Leitung von Paul Breslin des Monell Chemical Senses Center in Philadelphia, der die Wirkung 2005 entdeckte.[36] Breslin hat allerdings festgestellt, dass nicht jedes Olivenöl gleich viel Oleocanthal enthält: Die meisten Supermarkt-Olivenöle haben relativ wenig davon, Ausnahmen bilden die sogenannten Extra-vergine-Öle. Doch wie findet man das richtige Öl? Also eines, das möglichst viel von diesen hirngesunden Nährstoffen enthält. Die Farbe sei dabei nicht zwingend ausschlaggebend, sagen Ölexperten. Es sei vielmehr der grasige, leicht pfeffrige Geschmack, der entscheidet. Er verrät, dass das Öl reichlich Oleocanthal enthält.

So viel sollten Sie pro Tag davon essen:
Es gibt Experten wie E. H. Martinez-Lapiscina von der Universität Navarra in Spanien, die empfehlen, einen Liter Olivenöl pro Woche zu konsumieren.[37] Eine Menge, die in Mittelmeerländern einfacher zu realisieren ist als bei uns. Doch so viel muss es auch nicht zwingend sein. Es genügt, wenn Sie sich angewöhnen, so oft wie möglich mit Olivenöl zu kochen, und auch für Salatdressing nur kalt gepresstes Olivenöl verwenden. Und wie Sie wissen, ist es der scharfe Geschmack, auf den Sie achten sollten. Übrigens: Auch wenn viele es anders gelernt haben: Olivenöl kann man zum Braten relativ hoch erhitzen. Nur wenn es beginnt zu rauchen, wird es ungesund, weil es dann verbrennt und sich dabei giftige Stoffe bilden.

Rindfleisch aus Weidehaltung

Wenn möglich, sollten Sie zu Fleisch aus artgerechter Tierhaltung greifen, auch wenn es vielleicht etwas teurer ist. Es lohnt sich! Denn Fleisch aus ökologischer Tierhaltung enthält nachweislich mehr gesunde Inhaltsstoffe als konventionell erzeugtes. Das belegt eine Metastudie britischer Forscher von der Newcastle Universität. Demnach liefert Bio-Fleisch 50 Prozent mehr gesunde Omega-3-Fettsäuren. Grund dafür ist die Weidehaltung (bzw. Fütterung mit Heu im Winter) und der geringere Einsatz von Kraftfutter für die Bio-Kühe. »Grünfutter enthält reichlich mehrfach ungesättigte Linolensäure, während Heu bzw. Getreide-Pellets vorwiegend gesättigte Palmitinsäure bzw. einfach ungesättigte Ölsäure aufweisen. Werden die Tiere auf der Weide gehalten, wo sie Grünfutter fressen können, erhöht sich der Anteil an Omega-3-Fettsäuren im Fleisch. Stehen Rinder dagegen das ganze Jahr im Stall, enthält ihr Fleisch insgesamt mehr gesättigte Fettsäuren und ist fettreicher.«[38]

Doch warum ist ein hoher Gehalt an Omega-3-Fettsäuren so wichtig? Diese können die Hirnleistung nachweislich verbessern und Alterungsprozesse im Gehirn bremsen.

Wie oben erläutert, braucht der Körper zur Bildung der Neurotransmitter – die chemischen Botenstoffe des Gehirns – ausreichend Protein. Hier zählt Rindfleisch zweifelsohne zu den hochwertigsten Lieferanten, denn tierisches Eiweiß kann der Körper besonders gut verwerten. Last but not least gibt es noch eine Reihe an Mikronährstoffen, welche die Gehirnfunktionen verbessern: Eisen und Zink (wichtig für die Sauerstoffversorgung des Gehirns und die Synthese von Serotonin) sowie Vitamin B_{12} und Vitamin E (senkt das Alzheimer-Risiko und minimiert oxidativen Stress). Mangelt es dem Körper an diesen Mikronährstoffen, kann es nachweislich zu Störungen der Gehirnfunktion kommen. Bemerkbar machen sich diese durch plötzliches Nachlassen des Erinnerungsvermögens, Depressionen oder Demenz. Es gibt kaum jemanden, der diesen Zusammenhang so gut erforscht hat wie Dr. Felice Jacka, Direktorin des Food & Mood Centers an der australischen Deakin-Universität. In ihren Untersuchungen zum Einfluss der Ernährung auf Depressionen konnte sie beweisen, dass Frauen, die weniger als 3 bis 4 Portionen Rind pro Woche aßen, doppelt so häufig an Depressionen litten als jene, die sich an die Empfehlungen des Australian National Health and Medical Research Council (NHMRC) hielten.[39]

So viel sollten Sie pro Tag davon essen:
Drei bis vier Portionen Rindfleisch pro Woche sind realistisch. Kleine Portionen reichen gegebenenfalls aus – z. B. ein kleines Steak mit 100–150 Gramm. Und wenn Sie am Wochenende zur fleischlastigen Grillparty eingeladen sind, können Sie den Rest der Woche auch mit zwei Portionen bestreiten. Wer kein Fleisch isst, sollte seinen Proteinbedarf mit Lachs, Eiern, Milchprodukten, Vollkorngetreide oder Hülsenfrüchten decken. Vegetarier und

Veganer greifen am besten täglich zu Vollkorngetreide, Samen, Kernen oder Hülsenfrüchten.

Avocado

Noch vor 40 Jahren kannte bei uns kaum jemand die Avocado – und heute gehört sie zu den absoluten Favoriten aller exotischen Früchte. Nicht umsonst wird sie auch »grünes Gold« genannt: Ihr zartgrünes Fruchtfleisch zergeht quasi auf der Zunge und schmeckt so mild, dass fast jeder es mag. Die Auszeichnung »Brain Food« verdient die Avocado aber v. a. wegen ihres hohen Gehalts an ungesättigten Fettsäuren. Sie schützen das Gehirn und verbessern zusätzlich die Lernfähigkeit. Zusätzlich liefern Avocados große Mengen an Kalium, das gemeinsam mit Natrium den Blutdruck regulieren und so schlimmere Erkrankungen des Gehirns verhindern kann. Dazu zählen nicht nur Schlaganfall, sondern auch vaskuläre Demenz. Dass es gar nicht erst so weit kommt, dafür sorgt das enthaltene Vitamin E. Denn das Antioxidans schützt die Körper- und Gehirnzellen vor dem Einfluss schädlicher freier Radikale und vorzeitiger Alterung. Die grüne Farbe ihres Fruchtfleisches verdankt die Avocado den beiden Carotinoiden Lutein und Zeaxanthin – beide können die Denkgeschwindigkeit erhöhen.

Damit auch das Bauchhirn gut versorgt ist, steuert die Avocado wertvolle Ballaststoffe bei, welche die Darmflora gesund halten (s. S. 115). Eine halbe Avocado enthält zwölf Gramm.

Übrigens: Bei Stress und Nervosität kann Avocado wirksam helfen, denn in ihrem Fruchtfleisch stecken große Mengen an beruhigendem Lecithin und B-Vitaminen.

So viel sollten Sie pro Tag davon essen:
Eine halbe Avocado pro Tag ist ideal. Wer reife Avocado mit der Gabel zerdrückt und mit etwas Zitrone, Salz und Pfeffer abschmeckt, hat außerdem im Handumdrehen einen leckeren und gesunden Brotaufstrich. Würfel oder Spalten aus Avocado lassen sich wunderbar als Salat zubereiten und harmonieren sowohl optisch als auch kulinarisch perfekt mit Garnelen, Tomaten und Lachs. Tipp: Werden Avocados zu stark erhitzt, können sie bitter werden und an Aroma verlieren. Heben Sie das Fruchtfleisch daher erst kurz vor dem Servieren unter warme Gerichte.

Heidelbeeren

Ihr Nutzen kann im Grunde nicht überbewertet werden. Denn Heidelbeeren wirken in so vielerlei Hinsicht positiv auf das Gehirn und steigern dessen Leistung. Von allen Früchten besitzen Heidelbeeren die höchste antioxidative Kraft. Das liegt an den reichlich enthaltenen Flavonoiden, die zur Gruppe der Polyphenole gehören. Sie sind in der Lage, die Blut-Hirn-Schranke zu durchqueren und so die Bereiche des Gehirns, die für die Erinnerung zuständig sind, zu stärken. Das Gute: Diese gesunden Antioxidantien lagern sich langfristig im Hippocampus des Gehirns ein und können so die kognitiven Fähigkeiten steigern. Im Jahr 1999 berichteten Dr. James Joseph und sein Team des USDA Human Nutrition Research Center der Tufts-Universität erstmals über einen möglichen Zusammenhang zwischen der Verbesserung der Motorik sowie des Kurzzeitgedächtnisses und dem regelmäßigen Verzehr von Heidelbeeren.[40] Im Jahr 2018 wurde dies bestätigt und eine Verbesserung der kognitiven Leistungsfähigkeit durch den Genuss von Heidelbeeren beobachtet.[41]

Eine 6-Jahres-Studie des Brigham and Women's Hospital und der Harvard Medical School unter Leitung von Dr. Elizabeth Devore ermittelte, dass sich durch eine regelmäßige Aufnahme von Heidelbeeren das kognitive Altern um ca. 2,5 Jahre nach hinten verschieben lässt. Und auch das Risiko, im Alter an Demenz zu erkranken, sinkt dadurch erheblich.[42] Doch auch im Hier und Jetzt sind die Heidelbeeren von großem Nutzen für alle, die geistige Höchstleistungen vollbringen möchten. Denn sie steigern die Neurogenese (Bildung von Nervenzellen), wirken entzündungshemmend und können kognitive Leistungseinbußen wieder ausgleichen. Ihr hoher Anteil an Ballaststoffen hält die Darmflora und dadurch das »Bauchhirn« gesund (s. S. 115). Die Kombination aus Eisen und Vitamin C in den Beeren verbessert den Sauerstofftransport im Blut.

So viel sollten Sie pro Tag davon essen:
100 Gramm pro Tag entsprechen der Menge, die sich in Studien als ideal erwiesen hat. Frische Heidelbeeren sind besser, doch auch tiefgekühlte enthalten jede Menge gesunde Inhaltsstoffe. Sie können sie über das Müsli oder den Salat streuen, in den Smoothie mixen oder einfach pur genießen. Übrigens: Alle Beeren sind gut fürs Gehirn und können deshalb selbstverständlich mit Heidelbeeren kombiniert werden oder diese ersetzen. Tipp: Heidelbeerextrakt ist genauso wirksam wie frische Heidelbeeren und kann zusätzlich – oder wenn keine frischen Beeren verfügbar sind – den Bedarf decken.

Lachs

Ein weiterer Superstar unter den Brain Foods ist zweifelsohne der Lachs. Er enthält besonders viele Omega-3-Fettsäuren, die nachweislich die Neurogenese fördern. Laut einer Studie der Neurowissenschaftlerin Dr. Sandrine Thuret vom Londoner King's College sogar um 40 Prozent![43] Auch andere Studien weisen einen vergleichbar hohen Neurogenese-Schub nach und belegen eindeutig: Omega-3-Fettsäuren sind die wertvollsten Fette für die Entwicklung des Gehirns. Neben der Stimulierung der Neurogenese haben die in fettem Meeresfisch enthaltenen Omega-3-Fettsäuren aber noch verschiedene andere Wirkungen: Sie unterstützen die Ausschüttung von Neurotransmittern an den Neuronen und verbessern deren Signalübertragung untereinander. Zudem schützen sie das Gehirn vor Entzündungen und oxidativem Stress.

In einer aktuellen US-Studie konnte zudem gezeigt werden, dass Menschen, die häufig – also mehr als einmal pro Woche – Fisch essen, im Laufe der Jahre einen niedrigeren Rückgang des Erinnerungsvermögens hatten als »Fischverweigerer«. Dies machte sich v. a. bei Menschen bemerkbar, die das sogenannte Alzheimer-Gen ApoE4 aufweisen, erklärt Martha Clare Morris vom Rush University Medical Center in Chicago.[44] Auch Rhonda P. Patrick von der Universität California San Francisco kommt zu einem ähnlichen Ergebnis. Sie glaubt, dass die in Meeresfisch enthaltene natürliche Docosahexaensäure (DHA), die zur Gruppe der Omega-3-Fettsäuren zählt, das Risiko einer Alzheimer-Entstehung stärker senkt als künstliche Nahrungsergänzungsmittel.[45] »Fische enthalten DHA in Phospholipidform, die in der Lage ist, die Blut-Hirn-Schranke zu passieren und so im Gehirn ihre Wirkung zu entfalten.« Von allen Meeresfischen liefert der Wildlachs übrigens die meisten essenziellen Omega-3-Fettsäuren, sprich Eicosapentaensäure (EPA) sowie Docosahexaensäure (DHA). Was den Wildlachs zusätzlich auszeichnet, sind die enthaltenen Carotinoide, genau genommen das Astaxanthin. Dies ist für die charakteristische Farbe verantwortlich und kann die Denkleistung und auch die Konzentrationsfähigkeit verbessern.

So viel sollten Sie pro Tag davon essen:
Ob gebraten, gedünstet oder roh (in Sushiqualität): Lachs darf getrost täglich auf den Tisch kommen. Selbstverständlich sind

auch andere Meeresfische wie Thunfisch, Hering, Makrele oder auch Sardinen geeignet, um Ihr Gehirn gesund zu halten.

Grüner Tee

Grüner Tee schmeckt besonders mild und hat auch bei uns zahlreiche Fans. Anders als bei schwarzem Tee fermentieren die Blätter nicht, weil man sie gleich nach dem Pflücken erhitzt. So bleiben die grüne Farbe und auch die meisten gesunden Inhaltsstoffe erhalten. Hervorzuheben ist der hohe Gehalt an Poylphenolen, unter ihnen das hochwirksame Epigallocatechingallat (EGCG). Zahlreichen Studien zufolge schützen diese nicht nur vor Krebs, sondern stärken auch das Immunsystem, senken den Blutzuckerspiegel und regen die Neurogenese der Gehirnzellen an. Gleichzeitig besitzen die Polyphenole eine stark antioxidative und somit entzündungshemmende Wirkung.

Es lohnt sich, während des Lernens regelmäßig grünen Tee zu trinken, glauben die Schweizer Wissenschaftler S. Borgwardt und F. Scheffler vom Universitätshospital Basel.[46] Denn dieser wirkt sich eindeutig positiv auf die kognitive Leistungsfähigkeit aus und verbessert das Arbeitsgedächtnis – das zu den am schwierigsten anzuregenden Systemen zählt. Wer unter Prüfungsangst leidet, kann ebenfalls vom grünen Tee profitieren. Denn in einem gemeinsam veröffentlichten Review über die Gesundheitswirkungen von Grüntee schreiben Experten der Universität Basel und des King's College in London: Grüner Tee ist in der Lage, Ängste abzubauen und zugleich die kognitive Leistungsfähigkeit zu verbessern.[47]

Obwohl grüner Tee rund ein Drittel bis 50 Prozent weniger Koffein als Kaffee liefert, kann er trotzdem anregend wirken – wenn auch auf weniger spürbare Weise. Denn er enthält auch die Aminosäure L-Theanin (ein Polyphenol), die einerseits entspannend wirkt, zugleich aber den BDNF-Spiegel erhöht (s. S. 160). Im Gehirn ist der

Faktor in Hippocampus, Großhirnrinde und Vorderhirn aktiv, also in Bereichen, die basal für Gedächtnis und abstraktes Denken sind. Übrigens: Die anregende Wirkung ist am höchsten, wenn man den grünen Tee im ersten Aufguss ein bis zwei Minuten ziehen lässt.

So viel sollten Sie pro Tag davon essen:
Drei bis maximal 10 Tassen grüner Tee pro Tag wären ideal – mehr sollte es nicht sein, da sonst eventuell größere Koffeinmengen zu einer Übererregung führen können und die Neurogenese hemmen.

Kurkuma

Ob als Golden Latte oder Kurkuma-Shot – Kurkuma ist zum neuen Superstar am Gewürzhimmel aufgestiegen. Schließlich werden dem Ayurveda-Gewürz zahlreiche heilende Wirkungen zugeschrieben. So wird es in Indien seit Jahrtausenden als Mittel bei Einschlafstörungen und nervöser Unruhe verwendet.

Und tatsächlich gibt es gute Gründe, Gerichte oder Getränke mit der knollenartigen Wurzel zu verfeinern: Ihr Inhaltsstoff Curcumin besitzt eine ausgeprägte neurogene Wirkung und zeichnet sich zudem durch stark entzündungshemmende sowie antioxidative Eigenschaften aus. Einer der Wissenschaftler, die sich mit den medizinischen Wirkungen von Kurkuma beschäftigt, ist Professor Jan Frank vom Institut für Biologische Chemie und Ernährungswissenschaft an der Universität Hohenheim. Er wies in Laborversuchen nach, dass Curcumin krebshemmende Eigenschaften besitzt.[48]

Es ist erstaunlich, doch in alternden Gesellschaften, in denen Curcumin regelmäßig verzehrt wird, z. B. in Asien, liegen die kognitiven Leistungen über dem Durchschnitt. Das fanden Wissenschaftler des Department of Psychological Medicine der National Universität Singapur heraus.[49] Die Erklärung: Der Pflanzenfarbstoff wirkt im Alter der Bildung von Amyloid-Plaques entgegen und kann mithilfe seiner entzündungshemmenden Wirkung das Risiko für die Entstehung von Alzheimer und evtl. auch von Depressionen reduzieren. Zu einem ähnlichen Ergebnis kamen kanadische Wissenschaftler der Universität Saskatchewan: Weil Curcumin die Bildung von Amyloid-Plaques verhindert und zugleich die Acetylcholinesterase hemmt, kann es langfristig einem Gedächtnisverlust im Alter entgegenwirken.[50] Bei Letzterem handelt es sich um ein Enzym, das v. a. im zentralen Nervensystem, an neuromuskulären Synapsen und im vegetativen Nervensystem wirkt. Wissenschaftler der Wayne-State-Universität in Detroit gehen sogar noch weiter. Sie glauben, dass Curcuma das Gehirn nicht nur vor den Auswirkungen des oxidativen Stresses schützt, sondern auch eine heilende Wirkung bei bereits entstandenen Schäden haben kann. Die Forscher glauben sogar, dass der Wirkstoff Curcumin zur Behandlung von Gehirntumoren eingesetzt werden kann.[51]

So viel sollten Sie pro Tag davon essen:
Ideal wäre eine Menge von 200 bis 1200 Milligramm pro Tag. Bei weniger bleibt die Wirkung aus, zu hohe Dosierungen sind toxisch für die Zellen. Probieren Sie aus, mit welcher Menge Sie am besten zurechtkommen – die WHO empfiehlt allerdings lediglich 0 bis 1 Milligramm pro Kilogramm Körpergewicht. Tipp: Curcumin wird vom Körper schlecht absorbiert. Doch in Kombination mit Piperin (in Pfeffer) und Öl oder Lecithin (in Sojamilch) kann die Aufnahme verbessert werden. Achtung: Bei Gallensteinen und Durchfall nicht einnehmen!

Bitterschokolade

Es gibt mittlerweile eine Vielzahl an wissenschaftlichen Untersuchungen, die den gesundheitsfördernden Effekt von Schokolade bestätigen. Die größte Wirkung geht dabei von den Flavonoiden aus. Diese sekundären Pflanzenstoffe zählen zur Gruppe der Phenole und sind nachweislich in der Lage, die Zellalterung zu bremsen. Doch sie können noch mehr: Sie halten den Insulinspiegel in Balance, erhöhen das gute HDL-Cholesterin, verbessern die Fließeigenschaften des Blutes zum Gehirn und auch die allgemeine Leistungsfähigkeit. Die Neurowissenschaftlerin Georgina E. Crichton von der Universität South Australia, Adelaide, konnte in ihren Untersuchungen v. a. eine Verbesserung des räumlichen Sehens und des Langzeitgedächtnisses beobachten.[52] Dass Schokolade auch in der Lage ist, die Gehirnleistung anzuregen, das Gedächtnis zu verbessern und die Konzentrationsfähigkeit zu erhöhen, haben Forscher der Universität Tübingen bewiesen.[53] Ein weiterer Grund, ohne schlechtes Gewissen Schokolade zu naschen, gefällig? Der zarte Schmelz lässt Sie länger leben. Zumindest, wenn Sie regelmäßig und in Maßen zugreifen. Denn Untersuchungen der chinesischen Universität in Wuhan zeigen: Bei regelmäßigem Schokogenuss kommen Herzinfarkte um bis zu 37 Prozent und Schlaganfälle um 29 Prozent seltener vor.[54]

So viel sollten Sie pro Tag davon essen:
Neurowissenschaftler empfehlen eine Tafel Schokolade pro Woche – und die sollte einen Kakaoanteil von 85 Prozent haben. Denn je höher der Kakaoanteil ist, desto weniger Zucker und desto mehr Flavonoide sind enthalten. Von Milchschokolade sollten Sie besser die Finger lassen, wirksame Polyphenole werden Sie darin kaum finden. Dafür viel Zucker, der die Hirnleistung beeinträchtigt, statt sie zu fördern.

Eier

Es ist kaum zu glauben, doch es gibt immer noch Menschen, die Eier aufgrund ihres hohen Cholesteringehalts für ungesund halten. Das stimmt einfach nicht und wurde mittlerweile in zahlreichen Studien widerlegt. Eier treiben weder den Cholesterinspiegel in die Höhe, noch erhöhen sie das Risiko für einen Herzinfarkt oder dafür, an Alzheimer zu erkranken. Im Gegenteil! Es gibt sogar eine Studie der Universität Connecticut, die beweist, dass drei Eier pro Tag den Insulinspiegel senken und auch den Cholesterinspiegel auf gesundem Niveau halten, sprich: das schlechte LDL-Cholesterin absenken und das gute HDL-Cholesterin erhöhen.[55]

Es gibt also keinen ersichtlichen Grund, Eier vom Speiseplan zu verbannen, denn sie enthalten so gut wie alle Nährstoffe, die der Organismus für die Gehirnentwicklung benötigt. Allen voran natürlich die Vitamine A, B_{12} und E sowie Selen oder Zink, die allesamt wichtig für die Zellbildung sind. Einer der wertvollsten Nährstoffe, die Eier zu bieten haben, ist jedoch Cholin (s. S. 53). Ihm kommt eine Schlüsselrolle für die geistige Leistungsfähigkeit zu, weil es der direkte Rohstoff für die Produktion von Acetylcholin ist, dem wichtigsten Neurotransmitter für das Gedächtnis. Mangelt es dem Körper daran, können sich Betroffene Dinge schlechter merken und leiden unter Konzentrationsschwäche.

Es gibt noch zwei weitere Stoffe, die das Ei so gesund machen: Lutein und Zeaxanthin. Sie gehören zur Gruppe der Carotinoide und verleihen dem Eigelb seine sattgelbe Farbe. Garry Handelman von der Tufts-Universität hat herausgefunden, dass sie das Gehirn vor dem geistigen Verfall bewahren und zugleich die Verarbeitungsgeschwindigkeit der Nerven erhöhen. In seiner Studie genügten den Teilnehmer bereits 1,3 Eigelb pro Tag, um ihre Blutwerte an Lutein von 28 auf 50 Prozent zu erhöhen.[56]

So viel sollten Sie pro Tag davon essen:
Eier dürfen in normalem Maß gerne auch täglich Ihren Speiseplan bereichern – sei es als Rührei, hart gekocht zum Frühstück oder als Omelett. Kaufen Sie am besten Bio-Eier. Denn Hühner, die Gras fressen können und freien Auslauf haben, legen Eier mit kräftig goldgelbem Eigelb, was auf den Gehalt an Lutein zurückzuführen ist. Außerdem enthalten sie doppelt so viele wertvolle Omega-3-Fettsäuren wie normale Eier.

Grüne Blattgemüse

Spinat, Wirsing oder Kohl – diese grünen Blattgemüsesorten wirken wie eine Frischekur für Ihr Gehirn. Tatsächlich! Denn wenn man die Wissenschaftler der Harvard Medical School befragt, sollten diese und auch gerne anderes grünes Blattgemüse am besten täglich auf den Tisch kommen. Denn sie enthalten viele für das Gehirn gesunden Nährstoffe wie Vitamin K, Lutein, Folsäure und Beta-Carotin. Und diese Kombination hilft, kognitive Fähigkeiten wie das Konzentrations- und Erinnerungsvermögen zu stärken. Ein weiterer wichtiger Nährstoff, den Sie mit grünem Blattgemüse reichlich aufnehmen, ist Magnesium (s. S. 66). Ungefähr 300 Enzyme in unserem Organismus sind von einer gleichmäßigen Magnesiumzufuhr abhängig. Das ist insofern wichtig, weil diese Enzyme benötigt werden, um Energie zu gewinnen, Körperzellen zu reparieren und den Alterungsprozess zu bremsen. Dass dem wirklich so ist, beweist eine aktuelle Studie der amerikanischen Rush-Universität: Wer täglich zwei Portionen grünes Blattgemüse isst, kann sein Gehirn um 11 Jahre verjüngen. Die Teilnehmer schnitten in Gedächtnistest besser ab und wiesen auch ein besseres Erinnerungsvermögen auf. »Jeden Tag etwas grünes Blattgemüse zu essen ist wirklich der simpelste Weg, die Hirngesundheit zu fördern«, sagt Martha Clare Morris von der Rush-Universität.[57]

Einer der wichtigsten Inhaltsstoffe von Gemüse sind jedoch die Ballaststoffe. Genau genommen handelt es sich dabei um sogenannte Präbiotika. Sie sind wichtig, um die Darmflora widerstandsfähig zu halten und das Wachstum der gesunden Darmbakterien zu fördern. Warum der Darm auch als Bauchgehirn bezeichnet wird und wie die Kommunikation über die Darm-Hirn-Achse funktioniert, wird in Kapitel 5 ab S. 113 genau beschrieben. Eines vorneweg: Wenn die Darmflora gesund ist, kann auch das Gehirn leistungsfähig arbeiten.

So viel sollten Sie pro Tag davon essen:
Versuchen Sie mindestens zwei Mahlzeiten am Tag mit grünem Gemüse aufzuwerten. Das geht im Grunde ganz einfach: einen grünen Smoothie zum Frühstück und etwas Spinat in die Pasta mischen oder ins Sandwich packen. Noch besser: einen XXL-Salat fürs Mittagessen einplanen.

Brokkoli

Wie gesund unser Gehirn ist, hängt v. a. von den Antioxidantien in unserem Körper ab. Denn sie sind es, die tagtäglich die Zellen vor dem Angriff der freien Radikale schützen. Und Brokkoli fungiert hier als absoluter Superstar. So liefert er nicht nur viel Vitamin C und Folsäure, sondern auch sekundäre Pflanzenstoffe wie Carotinoide und Polyphenole, die allesamt in besonders hoher Konzentration enthalten sind. Besonders wertvoll ist zweifelsohne das Sulforaphan, ein sekundärer Pflanzenstoff aus der Familie der Isothiocyanate (auch Senföle genannt) mit einer besonders starken antientzündlichen Wirkung. Seine positiven Wirkungen auf unseren Körper sind beachtlich: Sulforaphan hilft beim Abnehmen, schützt vor Krebs und vor Erkrankungen des Magen-Darm-Trakts.

Einer, der sich im letzten Jahr intensiv mit der Wirkung von Sulforaphan (SFN) und deren Schutzwirkung auf das Gehirn beschäftigt hat, ist John D. Dingell vom Medical Center in Detroit, USA. »Sulforaphan fungiert im Körper als Aktivator des sogenannten Nuclear Factor like 2 (Nrf2), eines sogenannten Transkriptionsfaktors, der Gene aktivieren kann. Dieser ist in der Lage, die Verfügbarkeit mehrere Antioxidantien zu erhöhen. So kann das Nervensystem vor dem Angriff freier Radikale und oxidativem Stress geschützt werden.«[58] Auch Wissenschaftler der Universität in Nantong, China, konnten ähnliche Wirkungsweisen beobachten und belegen, dass Sulforaphan aus Brokkoli die Neurogenese (Zellneubildung) fördert, oxidativen Stress minimiert und durch seine zugleich stark entzündungshemmende Wirkung das Risiko einer Alzheimer-Krankheit eventuell senken kann.[59]

So viel sollten Sie pro Tag davon essen:
Brokkoli können und sollten Sie in allen erdenklichen Formen genießen – als Suppe, im Salat oder als Pizza-Topping. Um Vitamine und Aroma optimal zu erhalten, empfiehlt sich bei Brokkoli eine kurze Garzeit. Etwa 4 bis 8 Minuten genügen je nach Größe für die Röschen,
Sie können auch rohen Brokkoli knabbern oder zu einem Salat verarbeiten, denn er enthält keine Giftstoffe! Etwas Vorsicht ist aber bei einer empfindlichen Verdauung geboten: Größere Mengen können Bauchschmerzen oder Blähungen verursachen.

Mandeln

Nüsse sind nicht ohne Grund ein Hauptbestandteil des »Studentenfutters«. Ihre ungesättigten Fettsäuren sind wichtig, um die Gedächtnisleistung zu verbessern. Besonders wirksam sind dabei die Omega-3-Fettsäuren, fanden Wissenschaftler der Berliner Charité heraus. Studienteilnehmer, die zusätzliche Omega-3-Fettsäuren zu sich nahmen, hatten ein signifikant besseres Erinnerungsvermögen als die anderen Teilnehmer.[60] Zudem zeigte eine Untersuchung der Universität California in Los Angeles, dass ein hoher Konsum von Nüssen zu besseren kognitiven Fähigkeiten (wie Konzentration, Motorik und Intelligenz) führt. Wie lässt sich das erklären? »Nüsse besitzen einen hohen Gehalt der ungesättigten Fettsäure Alpha-Linolensäure«, sagen die Wissenschaftler. »Sie senkt den Blutdruck und schützt die Arterien — was wiederum gut für die Hirnfunktion ist.« Abgesehen davon, haben Mandeln auf die Darmflora einen präbiotischen Effekt. Das bedeutet, sie sind in der Lage, das Wachstum der guten Darmbakterien anzuregen und so das »Bauchhirn« gesund zu halten.[61] Doch dem nicht genug. Mandeln zählen zu den hochwertigsten Vitamin-E-Lieferanten. Das fettlösliche Vitamin bekämpft freie Radikale, die unsere Nervenzellen schädigen können. Dies konnte A. J. Perkins vom Institute for Health Care, Indianapolis, eindeutig belegen. Er fand auch heraus, dass es einen Zusammenhang zwischen einer niedrigen Vitamin-E-Versorgung und einem nachlassenden Erinnerungsvermögen bei älteren Menschen gibt.[62] Eine weitere Studie des Health Research Center der University of Medical Sciences in Babol, Iran, konnte 2017 beweisen, dass Vitamin E in Mandeln (aber auch Walnüssen oder Haselnüssen) das Risiko, an Alzheimer zu erkranken, senkt.[63] Es gibt also mehr als genug Gründe, täglich eine Handvoll Mandeln zu knabbern. Das genügt, um Nerven und Gehirn in Topform zu bringen.

Zum Schluss noch ein paar Zahlen, die Sie sicher überzeugen werden: In 100 Gramm stecken 20 Prozent Eiweiß (etwa so viel wie im Mozzarella-Käse), 252 Milligramm Calcium (gut doppelt so viel wie in Joghurt) und 4 Milligramm blutbildendes Eisen, wichtig für den Sauerstofftransport zum Gehirn. Übrigens: All diese gesundheitlichen Benefits liefern auch andere Nüsse wie Walnüsse, Haselnüsse oder Pistazien. Letztere können zusätzlich durch einen hohen Gehalt an Lutein und Zeaxanthin punkten. Die beiden Carotinoide können die Denkgeschwindigkeit erhöhen.

Auch das Polyphenol Resveratrol kommt in Nüssen vor, es ist ein starkes Antioxidans und kann das Gedächtnis verbessern, so zwei Studien von PD Dr. Veronica Witte des Max-Planck-Instituts für Kognitions- und Neurowissenschaften in Leipzig.[64]

So viel sollten Sie pro Tag davon essen:
Wie bereits oben erwähnt, sind Mandeln (wie auch andere Nüsse) echtes Brain Food. Der perfekte Snack also z. B. vor Prüfungen und anderen wichtigen Terminen, bei denen Konzentration und starke Nerven gefragt sind! Am besten verzehren Sie die Mandeln pur – ein bis maximal zwei Handvoll täglich sind genug, denn Mandeln sind sehr kalorienreich.

Kaffee

Es gibt sicher unzählige Studenten, die mit Unmengen an Kaffee ihr nächtliches Lernpensum erhöht haben. Denn Kaffee ist ein echter Wachmacher. Das ist wissenschaftlich erwiesen. Dank des enthaltenen Koffeins steigert er die Konzentrationsfähigkeit. Dieser Effekt kommt v. a. jenen zugute, die innerhalb kürzester Zeit komplizierte Aufgaben zu lösen haben. Denn Informationen werden nach Kaffeegenuss vom Gehirn schneller aufgenommen und verarbeitet. Wie funktioniert das? Koffein ist ein natürliches Alkaloid, das das Herz-Kreislauf-System und das zentrale Nervensystem stimuliert sowie die Blutgefäße erweitert. Es dauert etwa 15 bis 30 Minuten, bis die stimulierende Wirkung einsetzt.

Doch Kaffee kann noch mehr. Wissenschaftler der Harvard School of Public Health fanden heraus: Es genügt, zwei bis drei Tassen Kaffee pro Tag zu trinken, um das Risiko, an einer Depression zu erkranken, um 15 Prozent zu verringern.[65] Weitere Studien deuten zudem darauf hin, dass sich Kaffee positiv auf die Gedächtnisleistung bei Alzheimerpatienten auswirken könnte. Alzheimerforscherin Prof. Dr. Christa E. Müller vom Pharmazeutischen Institut der Universität Bonn hat in dem Zusammenhang ein »Super-Koffein« kreiert. »Unser neu entwickelter Wirkstoff MSX-3 kann bei Alzheimermäusen das Erinnerungsvermögen und das räumliche Denkvermögen verbessern«, berichtet die Wissenschaftlerin. Zudem wiesen die behandelten Mäuse weniger der für die Alzheimerkrankheit typischen Eiweißablagerungen und Entzündungen auf. Es besteht natürlich noch reichlich Forschungsbedarf, wenn auch alles darauf hindeutet, dass Kaffee tatsächlich einen vorbeugenden Effekt bei Alzheimer hat.[66]

Auch der Internist Dr. Kenneth Mukamal vom Medical Center in Boston, USA, ist ein bekennender Kaffeefan. Schließlich ist Kaffee in der westlichen Welt die größte Polyphenolquelle. Diese antioxidativ wirkenden sekundären Pflanzenstoffe verhindern den Abbau von Nervenzellen und halten Herz und Kreislauf gesund. Eines der in Kaffee enthaltenen Polyphenole ist die Chlorogensäure, die Entzündungen in Zellen mit einem hohen Fettgehalt – wie also den Gehirnzellen – lindert.[67]

Den wichtigsten Beitrag, den Kaffee jedoch leisten kann, ist die Tatsache, dass er unser Leben verlängert. So ergab eine groß angelegte Meta-Studie der Universität Southampton und der Universität Edinburgh, dass regelmäßiger Kaffeegenuss das Krebsrisiko um 18 Prozent senken kann.[68] Dass dies gleichzeitig das Sterberisiko senkt, beweist eine gemeinsame Analyse von drei Beobachtungsstudien der Harvard-Universität. Die Wissenschaftler analysierten Daten von drei großen laufenden Studien: die Nurses' Health Study mit 74 890 Frauen; die Nurses' Health Study 2 mit weiteren 93 054 Frauen und die Health Professionals Follow-up Studie mit 40 557 Männern. Alle drei Studien beobachten ihre Teilnehmer teilweise seit mehreren Jahrzehnten und konnten einstimmig feststellen: Tägliches Kaffeetrinken ist mit einem verminderten Sterberisiko assoziiert. Im Detail: Eine Tasse senkt das Sterberisiko gerade einmal um 6 Prozent. Zwei bis drei Tassen bringen eine Reduktion um 8 Prozent und bei vier oder fünf Tassen waren es sogar 15 Prozent. Mehr bringt nichts, denn ab einer Dosis von 6 Tassen sinkt das Sterberisiko nur noch um 12 Prozent.[69]

So viel sollten Sie pro Tag davon trinken:
Bis zu 400 Milligramm Koffein pro Tag (oder 3 Milligramm Koffein pro Kilogramm Körpergewicht als Einzeldosis und 5,7 Milligramm über den Tag verteilt) gelten laut Deutscher Gesellschaft für Ernährung (DGE) für gesunde Erwachsene als unbedenklich. Das entspricht vier bis fünf Tassen Kaffee und stimmt mit den Empfehlungen der oben genannten Studie überein. Überschreitet man diese Menge, kann es kurzfristig zu Nervosität oder Herzrasen kommen. Übrigens: Kaffee ist kein Flüssigkeitsräuber! Das ist mittlerweile widerlegt. Koffein stimuliert zwar die Nierenfunktion und wirkt leicht harntreibend – Kaffee kann aber ganz ohne Sorge in die tägliche Flüssigkeitsbilanz mit eingerechnet werden.

Rotwein

Ein gutes Glas Rotwein kann durchaus entspannend wirken und – wenn es in Gesellschaft genossen wird – auch die Ausschüttung von Glückshormonen anregen (s. S. 91). Doch Weintrinken ist auch das ideale Training für unser Gehirn, behauptet Dr. Gordon Shepherd von der medizinischen Fakultät der renommierten amerikanischen Yale-Universität in seinem kürzlich erschienenen Buch *Neuroenology: How the Brain Creates the Taste of Wine.*[70] Eine gewagte These. Aber was steckt eigentlich dahinter? Beim Schmecken von Wein wird die Zunge beansprucht, das erfordere eine »außerordentliche Kontrolle über einen der größten Muskel in unserem Körper«. Dabei werden tausend Geruchs- und Geschmacksrezeptoren aktiviert, was das Gehirn mehr beschäftigt, als beispielsweise Musik zu hören oder eine Matheaufgabe zu lösen, erklärt der Neurowissenschaftler. Dass dabei aber von einem einzigen Glas auszugehen ist, versteht sich von selbst. Denn Alkohol schadet im Übermaß dem Gehirn – von einem Nutzen kann dann keine Rede mehr sein.

Doch was hat Rotwein noch zu bieten? Wenn er maßvoll getrunken wird, kann das Gehirn durchaus von den enthaltenen Polyphenolen (v. a. Tanninen) profitieren. Dazu zählt u. a. Resveratrol, das v. a. in der Schale und in den Kernen der Weintraube sitzt und deshalb auch im Rotwein zu finden ist. Resveratrol ist in der Lage, die Blutgefäße zu weiten und den Blutfluss zu verbessern. So wird der Transport von Sauerstoff zum Gehirn verbessert. Und wahrscheinlich kann Resveratrol das Fortschreiten einer Alzheimererkrankung verhindern, haben Forscher des Georgetown University Medical Center untersuchten in einer doppelblinden Placebostudie herausgefunden.[71] Übrigens: Auch die Darmflora, sprich das Mikrobiom, wird sich über einen Schluck Rotwein freuen. Denn langfristig lässt dieser die Anzahl hilfreicher Bakterien im Darm ansteigen – darunter das Faecalibacterium prausnitzii, das vor Entzündungen schützt (s. S. 121).

So viel dürfen Sie pro Tag davon trinken:
Ein Glas Rotwein pro Tag genügt – mehr sollte es auch nicht sein. Die Deutsche Gesellschaft für Ernährung (DGE) empfiehlt als maximal tolerierbare Alkoholzufuhr 10 Gramm/Tag für gesunde Frauen und 20 Gramm/Tag für gesunde Männer. Dabei entsprechen 10 Gramm Alkohol einem kleinen Glas, also ca. 125 Milliliter Wein. Sie haben dem Alkohol entsagt? Dann trinken Sie Traubensaft. Polyphenole sind hier ebenfalls in großer Menge enthalten. Wenn auch der Trainingseffekt des Gehirns, wie beispielsweise bei einem im Holzfass gelagerten Chianti, weniger anspruchsvoll sein dürfte.

Kapitel 4

Essen Sie sich glücklich

Schon Hippokrates wusste: »Was wir essen, bestimmt das Gemüt.« Aktuelle Studien, die den Einfluss der Nahrung auf unsere Psyche untersuchen, können das bestätigen. Müdigkeit, Konzentrationsschwäche oder das Gefühl, ständig erschöpft zu sein, kennen viele. Ärzte sprechen von sogenannten depressiven Episoden, von welchen laut WHO in Deutschland rund 4 Millionen Menschen betroffen sind. Und jeder Fünfte erkrankt einmal in seinem Leben daran. Zweifelsohne gehören die Depressionen somit zur zweithäufigsten Volkskrankheit. Der Ernährung wird bei deren Behandlung eine bedeutende Rolle eingeräumt – sowohl in der Prävention als auch in der Therapie der Krankheit.

Das Geheimnis unserer Psyche

Ob wir schlecht gelaunt oder fröhlich, müde oder unkonzentriert sind, hängt zu einem großen Teil von sogenannten Neurotransmittern ab. Diese Botenstoffe wie Serotonin (hellt die Stimmung auf), Dopamin (verbessert die Konzentrationsfähigkeit) oder Adrenalin (macht wach) werden aus aufgenommenen Aminosäuren gebildet (s. S. 46). Fehlen die, kann das zu Trägheit oder Stimmungsschwankungen führen.

Die wichtigsten Stimmungsaufheller

- *Noradrenalin: Der Nervenstoff stimmt euphorisch und macht kreativ (s. S. 50).*
- *Dopamin: Das Glückshormon vermittelt eine harmonisch-besinnliche Stimmungslage (s. S. 49).*
- *Serotonin: Sorgt für innere Ausgeglichenheit und ein positives Ruheempfinden (Baumaterial für das Schlafhormon Melatonin; s. S. 51).*
- *Acetylcholin: Ist die Nervensubstanz für Konzentrationsfähigkeit (s. S. 53).*

Tyrosin – das wichtigste Eiweiß für die Psyche

Damit Sie jeden Tag gut gelaunt und fröhlich sind, braucht der Körper Tyrosin. Denn daraus entstehen zwei bedeutende Glückshormone: Noradrenalin und Dopamin. Mangelt es an einem oder beidem, sind wir nach Ansicht von Neurowissenschaftler unfähig, uns zu freuen oder für etwas zu begeistern. Vielmehr kommt es stattdessen zu sogenannten Mood-Switches – unerklärlichen Stimmungsschwankungen im Alltag, wie die Forscher das bezeichnen.

Die besten Tyrosin-Lieferanten

- *Eiweiß aus Milchprodukten wie Milch, Joghurt oder Käse*
- *Eiweiß aus Hülsenfrüchten wie Erbsen oder Bohnen*
- *Eiweiß aus Nüssen wie Walnüssen oder Mandeln*
- *Eiweiß aus Fleisch*

Serotonin sorgt für echte Glücksgefühle

Ob wir uns glücklich und zufrieden oder eher schlapp und traurig fühlen, hängt u. a. vom Neurotransmitter Serotonin ab. Nicht ohne Grund wird dies als Glückshormon bezeichnet, schließlich hat es einen großen Einfluss auf unsere Stimmung. Bei Menschen, die an einer Depression leiden, ist die Konzentration an Serotonin meist verringert. Um den Pegel wieder auf Normalniveau zu bringen, hilft eine Ernährungsweise, aus deren Nährstoffen der Körper selbst Serotonin bilden kann. Denn Serotonin per se kann die Blut-Hirn-Schranke nicht überwinden, jene Art Filter, der nur bestimmte Substanzen durchlässt. Anders ist dies beim Eiweißbaustein Tryptophan, das vom Organismus in Serotonin umgewandelt wird.

Serotonin steckt in vielen alltäglichen Lebensmitteln. So sind z. B. Käse, Fisch, Fleisch, Hülsenfrüchte, Getreide, Nüsse und Eier besonders reich an diesem Eiweißstoff. Und sorgen also dafür, dass der Serotoninspiegel auf einem hohen Niveau gehalten wird und wir gut drauf sind. Aber auch Kohlenhydrate, B-Vitamine, Mineralstoffe und Fette werden für die Serotoninbildung benötigt.

Die besten Serotonin-Bildner

- *eiweiß- bzw. tryptophanreiche Lebensmittel (Fleisch, Geflügel, Milchprodukte, Ei)*
- *gute Fette*

Die größten Serotonin-Räuber

- *Süßstoff*
- *Light-Produkte*
- *Fast Food*
- *Stress*
- *Bewegungsmangel*
- *zu wenig Sonnenlicht*
- *Schlafmangel*

Allerdings reicht es nicht aus, Lebensmittel mit viel Tryptophan – wie Parmesan oder Cashewkerne – zu essen. Denn Tryptophan konkurriert mit anderen Eiweißbausteinen um die Aufnahme ins Gehirn. Am besten ist es, Lebensmittel, die viel Tryptophan und zugleich wenig andere Aminosäuren enthalten (wie Milch oder Parmesan) mit komplexen Kohlenhydraten (wie Honig oder Nudeln) zu kombinieren. Z. B. haben warme Milch mit Honig oder Nudeln mit Parmesan, Datteln und reife Bananen diese Kombination von Natur aus in sich.

Lebensmittel mit hohem Tryptophangehalt

Lebensmittel	Tryptophangehalt (in mg/100 g)
Parmesan	490
Emmentaler	460
Cashewkerne	450
Edamer	400
Brie	350
Erdnüsse	320
Sonnenblumenkerne	310
Fleisch	300
Sesamsamen	290
Fisch	270
Linsen	250
Eier	230
Haferflocken	200
Getreide	180
Kichererbsen	160
Nudeln	125
Vollkornbrot	65

So kann ein Stück dunkle Schokolade oder eine Tasse Kakao tatsächlich aus einem Stimmungstief heraushelfen. Einen ähnlichen, aber weniger kalorienreichen Effekt hat Trockenobst wie z. B. getrocknete Feigen.

Die smarteste Art, den Tryptophanspeicher aufzufüllen, ist der Griff zu Lebensmitteln wie Vollkornbrot, Vollkornnudeln, Nüssen und Hülsenfrüchten. Denn darin stecken außer der Kombi von Tryptophan und Kohlenhydraten noch weitere »Glücklichmacher« wie das pflanzliche Eiweiß Phenylalanin, nervenstärkende B-Vitamine und Magnesium.

Der Darm isst mit

In diesem Buch werden Sie später noch mehr über das interessante Zusammenspiel von Darm und Gehirn lesen (s. S. 113). Denn dies ist laut aktuellem Stand der Wissenschaft eine der wichtigsten Erkenntnisse, wenn es um die Gesundheit des Gehirns und auch um unser Wohlbefinden geht. Woran liegt das? Bauch und Kopf sind in ständigem Austausch miteinander – nicht ohne Grund spricht man im Volksmund von einem »Bauchgefühl«. Forscher haben ausgerechnet: 90 Prozent der Botschaften gehen vom Darm zum Gehirn und oft direkt ins limbische System, das maßgeblich für die Entstehung von Gefühlen verantwortlich ist. Hinzu kommt, dass Darmbakterien in der Lage sind, Neurotransmitter wie Dopamin und Serotonin zu produzieren und auf diese Weise mit dem Nervensystem zu kommunizieren. So erklärt sich im Grunde von selbst, dass ein gesundes Mikrobiom eine wichtige Rolle im Hinblick auf die Stimmung hat. Wissenschaftler forschen gerade daran, ob das Fehlen bestimmter Bakterien im Darm die Entstehung einer Depression begünstigen und ob die Gabe von Probiotika dem entgegenwirken kann.

Die Darm-Hirn-Achse – warum der Darm Ihre Seele berührt

John Cryan ist einer der führenden Neurowissenschaftler, der das Zusammenspiel zwischen Darm, Gehirn und Psyche erforscht. In seinem Buch *The Psychobiotic Revolution: Mood, Food and the New Science of the Gut-Brain-Connection* beschreibt er ausführlich, welche Rolle das Mikrobiom auf die Psyche hat.[72] Der 46-jährige Wissenschaftler vom University College in Cork, Irland, beschreibt das Mikrobiom als eigenständiges Organ, das in ständigem Austausch mit dem Gehirn steht. Er war es auch, der den Begriff »Psychobiotika« geprägt hat. »Alles im Körper wird vom Mikrobiom mitreguliert. Die Bakterien wirken darauf ein, wie das Gehirn wächst, wie es sich entwickelt und auch, wie es altert«, so Cryan. »Es gibt tatsächlich nur wenige Bereiche der Neurowissenschaft, in denen sich keine Einflüsse des Mikrobioms nachweisen lassen.« In seinem Buch geht Cryan sogar noch weiter: Nicht nur, was wir essen, sondern auch, wie wir uns sozial verhalten, ist letztendlich von den Mikroben mitbestimmt. Fakt ist, dass die Psyche maßgeblich von der Ernährung beeinflusst wird. Cryan rät, auf Ballaststoffe zu setzen. Sie stecken v. a. im Gemüse und sind der Schlüssel einer gesunden Darmflora. »Natürlich ist es auch wichtig, bestimmte Lebensmittel zu meiden. Beispielsweise Süßstoffe und Emulgatoren.« Genauso entscheidend sei aber nach Ansicht des Neurowissenschaftlers übrigens ausreichend Schlaf. Fehlt dieser oder kommt noch Stress und ein Übermaß an ungesunden Fertiggerichten hinzu, schwindet die Vielzahl der Darmbakterien nach und nach. Was langfristig wiederum Einfluss auf die seelische Verfassung hat.

Die wichtigsten Glücksstoffe in Lebensmitteln

Es ist kein Zufall, dass wir bei Kummer oder schlechter Laune Lust auf bestimmte Lebensmittel bekommen: Denn Gefühle entstehen im Gehirn und werden durch bestimmte Botenstoffe – sogenannte Neurotransmitter – aus der Nahrung gesteuert. Kurz gesagt: Gute Laune kann man essen.

- **Kohlenhydrate**: Schnelle Kohlenhydrate, sprich zuckerreiche Lebensmittel, sind zwar in der Lage, durch eine rasche, aber kurzfristige Insulinausschüttung die Bildung von Serotonin zu erhöhen und so für eine Stimmungsaufhellung zu sorgen. Langfristig aber scheint sich die Wirkung solcher Seelentröster umzukehren, weil zu viel Zucker vermutlich das hormonelle Gleichgewicht des Körpers stört und sogenannte Mikroentzündungen hervorruft. Beides Faktoren, die eher eine Depression begünstigen. Wer tatsächlich seine Psyche stabilisieren möchte, sollte auf langsame, ballaststoffreiche Kohlenhydratquellen wie Vollkornprodukte oder Gemüse zu setzen.
- **Ballaststoffe**: Ein gleichbleibender Blutzuckerspiegel hält die Laune auf gleichbleibend hohem Niveau. Dies erreichen Sie, indem Sie auf schnell verwertbare Kohlenhydrate verzichten und durch ballaststoffreiches Obst (z. B. Feigen) ersetzen.
- **Tryptophan**: Die langkettige Aminosäure wird im Körper zu 5-Hydroxytryptophan (5-HTP) umgewandelt, woraus das Gehirn dann Serotonin bildet. Besonders viel steckt in Käse, Hülsenfrüchten, Nüssen, Fleisch, Fisch und Eiern (s. S. 82). Das Glücks-Geheimnis liegt in der gelungenen Kombination aus tryptophanhaltigen und kohlenhydratreichen Lebensmitteln. Durch die Kohlenhydrate wird Insulin gebildet, das

der Aminosäure Tryptophan den Weg vom Blut ins Gehirn ebnet. Die Serotoninvorstufe Tryptophan ist ein Garant für Glücksgefühle.

- **Omega-3-Fettsäuren**: Die kostbaren ungesättigten Fettsäuren verbessern nachweislich die Laune, so eine Studie der Harvard Medical School. Die Forscher glauben, dass Omega-3-Fettsäuren die Kommunikationswege im Gehirn beeinflussen und so vor Depressionen schützen. Weitere Untersuchungen haben gezeigt, dass in Ländern mit einem hohen Fischverzehr, z. B. Japan, Depressionen signifikant seltener auftreten. Forscher machen die entzündungshemmende Wirkung der Omega-3-Fettsäuren dafür verantwortlich. Am meisten steckt übrigens in fetten Meeresfischen wie Lachs, Sardine, Makrele oder Hering.
- **Vitamin B_6**: Ein Mangel führt laut neuer Studien zu Konzentrationsschwäche und Verstimmungen. Für stets gute Laune sollten Sie darauf achten, dass Sie immer genügend davon aufnehmen – z. B. in Form von Paprika.
- **Vitamin B_{12}**: Laut Studien kann ein Mangel zu Depressionen und Konzentrationsstörungen führen. Um den Bedarf zu decken, sollten Sie auf tierische Lebensmittel wie Steak, Schinken oder Hartkäse setzen. Da steckt am meisten davon drin.
- **Folsäure**: Sie gehört ebenfalls zur Gruppe der B-Vitamine und wirkt sich nachweislich positiv auf die Stimmung und die Konzentrationsfähigkeit aus. Ein Mangel kann zu Gedächtnisstörungen führen. Grünes Blattgemüse und Tomaten sind exzellente Folsäurelieferanten und verhindern seelische Durchhänger.

- **Vitamin D**: Der Körper kann das fettlösliche Vitamin unter Einfluss von Sonnenlicht selbst bilden und braucht es, um Antrieblosigkeit zu vertreiben. Erwiesen ist, dass es einen Zusammenhang zwischen einem niedrigen Vitamin-D-Spiegel und Depressionen gibt. Was aber die genaue Ursache und was die Folge ist, ist bisher noch nicht hundertprozentig geklärt. Zumindest bei kurzfristiger Verstimmung sorgt Vitamin D nachweislich für eine Besserung.
- **Vitamin E**: Das v. a. in Nüssen, Oliven und Weizenkeimöl enthaltene Vitamin stärkt das Nervensystem und bewahrt Sie vor Stimmungstiefs.
- **Jod**: Das Spurenelement wirkt wie ein Schwungrad für den Stoffwechsel, weil es die Produktion der Schilddrüsenhormone steuert. Kreisen zu wenig davon im Blut, fühlen wir uns müde und antriebslos. Viel Jod steckt in Fisch.
- **Magnesium**: Das bekannteste Anti-Stress-Mineral entspannt die Nerven und sorgt für innere Ruhe und Ausgeglichenheit. Bananen, aber auch Kürbiskerne, Avocado und Mandelmus gehören zu den Toplieferanten.

Fast Food sorgt für schlechte Laune

Dass eine Ernährung, die vorwiegend aus Burgern oder Fertigpizza besteht, das Risiko für Fettleibigkeit, Diabetes oder Bluthochdruck erhöht, ist hinreichend bekannt. Doch sie schlägt auch aufs Gemüt, so das Ergebnis einer amerikanischen Studie.[73] Der Grund liegt eigentlich auf der Hand: Fast Food liefert viel zu wenige Nährstoffe, die für die Bildung der wichtigen Neurotransmitter gebraucht werden können. Essenzielle Aminosäuren, gesunde Fette, B-Vitamine, Magnesium fehlen schlichtweg! Außerdem können industriell hergestellte und verarbeitete Lebensmittel zu Mikroentzündungen führen, die sich ebenfalls negativ auf die Psyche auswirken. Kommt es dadurch langfristig zum Übergewicht, kann dies die Laune zusätzlich trüben. Dies haben britische Wissenschaftler der Universität Exeter kürzlich herausgefunden. Das Ergebnis der Studie: Ein erhöhter Body-Mass-Index (BMI) kann das Depressionsrisiko erhöhen.[74]

Ob und wie sehr die Psyche unter einem unausgewogenen Speiseplan leidet, hat auch der amerikanische Dokumentarfilmer Morgan Spurlock in seinem Film »Super Size Me« untersucht. 30 Tage lang konsumierte er ausschließlich bei der Fast-Food-Kette McDonald's. Das führte nicht nur zu einer Gewichtszunahme von elf Kilogramm, sondern auch zu einem sehr, sehr schlechten Gemütszustand, wie er sagte. Wissenschaftlich fundiert ist der Selbstversuch natürlich nicht, doch es gibt anerkannte Studien, die seine These tatsächlich unterstreichen. So spielte der schwedische Endokrinologe Fredrik Nyström von der Universität Linköping das Fast-Food-Experiment unter Laborbedingungen nach und kam zu einem ähnlichen Ergebnis: Je höher der Fast-Food-Konsum war, umso schlechter wurde die Stimmung bei seinen Probanden.[75] Schuld an diesen Nebenwirkungen sind neben der erhöhten Kalorienzufuhr ein Mangel an Bewegung, aber auch die reichlich aufgenommenen Trans-Fettsäuren (s. S. 39). »Diese stecken v. a. in Pommes frites und Chicken Nuggets«, warnt auch Almuenda Sánchez-Villegas von der Universität Las Palmas auf Gran Canaria, Spanien. Der Wissenschaftler ist sich sicher: Das ungesunde Fett macht nicht nur körperlich krank, sondern auch depressiv. Sechs Jahre lang erfasste er die Daten von mehr als 12 000 Menschen und konnte beweisen: Der regelmäßige Konsum von Trans-Fettsäuren erhöht das Risiko, an einer Depression zu erkranken, um insgesamt 48 Prozent! Hingegen scheinen gesunden ungesättigten Fettsäuren aus Olivenöl oder Meeresfisch einen positiven Effekt zu haben. Sie entspannen die Nerven und wirken positiv aufs Gemüt. Weil der Körper diese guten Fettsäuren nicht selbst herstellen kann, sollte er diese am besten täglich mit der Nahrung aufnehmen.[76]

Italiener sind fröhlicher

In den Mittelmeerländern wird dem Essen eine viel größere Bedeutung beigemessen. Es wird gelacht, gemeinsam gekocht und alles (auch nicht die Kalorien) einfach nicht so streng gesehen. Es geht um das gemeinsame Zelebrieren der Mahlzeiten. So ist es eigentlich kein Wunder, dass die Italiener (und andere Bewohner der Mittelmeerländer) viel seltener an Depressionen erkranken – genau ausgerechnet sind es 30 Prozent. Wissenschaftler glauben, dass dies v. a. an den reichlich aufgenommenen Antioxidantien sowie darmfreundlichen Lebensmitteln liegt. Obst, Gemüse, Hülsenfrüchte, Nüsse und Fisch sorgen dafür, dass Neurotransmitter in ausreichender Menge gebildet werden können. Und nicht nur das: Die gesunde Darmflora trägt ebenfalls zu einer stabilen Psyche bei.

Schokolade macht glücklich ... aber nicht nur

An Tagen, an denen wir uns müde, erschöpft oder traurig fühlen, kann ein Stück Schokolade wahre Wunder vollbringen. Das ist auch wissenschaftlich bewiesen. In dem zartschmelzenden Seelentröster stecken nämlich gleich mehrere Substanzen, die zu dieser Wirkung beitragen. Erstens: Unser Körper benötigt eine Reihe sogenannter essenzieller Aminosäuren, u. a. zum Herstellen von Neurotransmittern, die Signale von Nervenzelle zu Nervenzelle weitergeben. Dabei dient die Aminosäure Tryptophan als Ausgangsprodukt für den oben erwähnten Glücksbotenstoff Serotonin. Je mehr davon ins Gehirn wandert, desto mehr Serotonin entsteht also. Unterstützt wird dies durch den in Schokolade enthaltenen Zucker. Denn der regt die Bauchspeicheldrüse dazu an, Insulin auszuschütten, was dafür sorgt, dass das Tryptophan leichter ins Gehirn gelangt. Kommen wir zum zweiten bzw. dritten Glücksstoff, dem Anandamid, das einen leicht berauschenden Effekt hat, und Phenylethylamin, das eine Art Verliebtheit bewirkt. Hinzu kommen die anregenden Wirkstoffe Koffein und Theobromin. Sie allesamt sorgen dafür, dass wir uns nach dem Genuss von Schokolade glücklich und zufrieden fühlen. Weil die Wirkung nach Ansicht von Forschern aber »minimal« ist, erklären sie, dass das empfundene Schokoglück v. a. darauf beruht, dass wir dies mit positiven Erlebnissen verknüpfen. Zudem enthält Schokolade Kohlenhydrate und Fett in einem Verhältnis, das unserem Körper Energie verspricht und so das neuronale Belohnungszentrum im Gehirn stimuliert. Wie auch immer: Ein Stück Schokolade hat noch niemanden geschadet. Zu viel davon macht aber sicher nicht glücklich. Da gibt es bessere Methoden, die Stimmung und das Wohlbefinden langfristig zu verbessern. Denn der reichlich enthaltene Zucker stellen im Übermaß eher einen Risikofaktor für die Gesundheit und für das seelische Wohlbefinden dar.

Zucker ist ein echter Stimmungskiller

Ständiges Naschen kann langfristig das Gehirn schädigen, aber auch zu Hyperaktivität, Müdigkeit oder Konzentrationsschwäche führen. Das liegt an einem Zuckerungleichgewicht, also ständig schwankenden Blutzuckerwerten, die sich negativ auf die Stimmung und die

Gehirnleistung auswirken können (s. S. 42). Der fatale Zuckerzyklus beginnt nach 10 bis 15 Minuten: Zähne und Zahnfleisch bekommen den Zucker als Erstes zu spüren, er mischt sich im Speichel mit latenten Bakterien und bildet eine Säure, die den Zahnschmelz angreift. Nach 15 bis 30 Minuten hat der Zucker den Magen passiert, wird im Dünndarm aufgeschlüsselt und gelangt so ins Blut. Die Bauchspeicheldrüse produziert Insulin, das die Zellen für die Zuckeraufnahme öffnet. Überschüssiger Zucker wird gleichzeitig zur Leber gesandt, dort in Fett umgewandelt und in den Depots gespeichert. Nach 30 bis 45 Minuten stellt sich dank der erhöhten Dopaminausschüttung im Gehirn das Stimmungshoch ein. Das ist leider nur von kurzer Dauer. Stattdessen kommt es zu Begleiterscheinungen: Der Blutdruck steigt. Schließlich sackt der Blutzuckerspiegel nach 45 bis 60 Minuten wieder rapide ab, nachdem das Blut mit Insulin überschwemmt wurde, und fällt unter den Ausgangswert. Botenstoffe melden dem Gehirn eine Unterzuckerung und reagieren mit Gereiztheit und Stimmungsschwankungen. Und das Allerschlimmste: Der Hunger kehrt zurück, und zwar so, als hätten Sie vor einer Stunde nichts gegessen.

5 gute Gründe, auf Zucker zu verzichten

- **Zucker macht das Lernen schwieriger**: Eine Studie hat gezeigt, dass Kinder, die regelmäßig zu süßen Snacks greifen, wesentlich häufiger unter Lernschwierigkeiten leiden.
- **Zucker macht süchtig**: Süßes aktiviert das Belohnungszentrum im Gehirn und verschafft kurzfristig Glücksgefühle. Daraus kann sich langfristig jedoch ein Hang zum Zucker entwickeln, der ähnlich wie eine Sucht funktioniert – Entzugserscheinungen inklusive.

- **Zucker macht nervös**: Bricht der Blutzuckerspiegel nach einer zuckrigen Mahlzeit wieder ein, werden manche Menschen reizbar oder unausgeglichen.
- **Zucker macht müde**: Nachmittagstief? Essen Sie lieber etwas Obst oder ein paar Nüsse. Süßes lässt den Blutzuckerspiegel rasch ansteigen und steil absinken, und das macht im Anschluss müde, schlapp und gierig auf den nächsten Zuckerkick.
- **Zucker führt zu Diabetes**: Schon ein Glas Limonade am Tag erhöht das Diabetesrisiko um ein Fünftel.

Im Rhythmus – richtig essen macht Stimmung

Studien haben gezeigt: Menschen, die morgens eine Kleinigkeit essen, sind zufriedener. Beste Wahl: Müsli, das die leeren Kohlenhydratspeicher wieder auffüllt und Sie über mehrere Stunden leistungsfähig hält. Was noch für Vollkornflocken, Nüsse und Obst spricht: Die Vitamine B_1 und B_6 stärken das Nervenkostüm, Eisen hilft bei Antriebslosigkeit. Orangensaft liefert zusätzlich viel hochkonzentriertes Vitamin C, das den Kreislauf anregt und vom Körper in den frühen Morgenstunden besonders gut verwerten werden kann. Für ein stabiles Gefühlshoch ist es wichtig, den Blutzuckerspiegel dauerhaft auf gleichbleibendem Niveau zu halten. Das gelingt am besten mit langsam verwertbaren Kohlenhydraten aus Vollkornbrot, Müsli, Obst und Gemüse. Die heben die Stimmung in zweifacher Hinsicht, weil sie der Körper zusätzlich benötigt, um daraus das Glückshormon Serotonin zu produzieren.

Die Glücksformel – so lockt man Wohlfühlhormone an

Momente, in denen wir uns glücklich und zufrieden fühlen, sind flüchtig. Das liegt daran, dass unser Körper diese Wohlfühlhormone rasch abbaut. Doch es gibt Tricks, diese öfter sprudeln zu lassen:

- ***Serotonin:** Feiern wir Erfolge im Privat- oder Berufsleben, produziert der Organismus zur Belohnung Serotonin. Auch wenn wir ein Lob für etwas bekommen, schüttet der Körper reichlich davon aus. Aus diesem Grund sollten Sie Erreichtes feiern und das erreichte mit Stolz genießen.*
- ***Endorphin**: Dieses Hormon macht uns herrlich euphorisch und betäubt Schmerzen. Das ist beispielsweise der Fall, wenn wir uns beim Sport so richtig anstrengen. Durchhalten lohnt sich also, v. a., wenn Sie öfter das Trainingsprogramm wechseln bzw. steigern. Übrigens: Auch Lachen und Fasten lockt Endorphine.*
- ***Dopamin**: Immer wieder Neues zu entdecken oder eine schwere Aufgabe zu lösen – Dopamin weckt unsere Neugier und treibt uns an, unsere Ziele zu erreichen. Je mehr Schritte nötig sind, desto mehr Dopaminschübe haben wir. Bleiben Sie also neugierig und aktiv!*
- ***Oxytocin**: Liebevolle Nähe, Umarmungen oder Massagen aktivieren das Kuschelhormon Oxytocin. Wird dies im Gehirn ausgeschüttet, schafft es ein Gefühl von tiefer Geborgenheit und Vertrauen. Weil Berührungen, egal welcher Art, den Körper mit Oxytocin fluten, sollten wir uns viel davon gönnen. Sex, Umarmungen, aber auch Schmusen mit dem Haustier regen die Produktion des Kuschelhormons an.*

ADHS auch bei Erwachsenen

Wer ADHS hört, denkt meist an zappelige Kinder, die sich nicht konzentrieren können. Dabei ist die Krankheit auch für viele Erwachsene Realität – und das gar nicht so selten. Rund 2 bis 3 Prozent der Bevölkerung sind nach Ansicht von Wissenschaftlern betroffen. Fest steht, dass eine genetische Veranlagung eine Rolle spielt, und auch, dass die Ernährung nachweislich einen Einfluss auf die Krankheit hat. Und es gibt einige Nährstoffe, die in der Lage sind, die Symptome zu lindern, statt diese (wie z. B. Zucker) zu verschlimmern.

Zucker meiden: Durch ein Übermaß an Süßigkeiten kommt es zu einem ständigen Auf und Ab des Blutzuckers, was sich nicht nur negativ auf die Stimmung auswirkt, sondern auch zu Hyperaktivität, Müdigkeit oder Konzentrationsschwäche führen kann. Einige Menschen reagieren auf dieses Zucker-Ungleichgewicht sogar mit Aggressionen oder Kopfschmerzen. Um den Süßhunger zu stillen, können Betroffene Bananen, Birnen oder Melonen probieren. Auch eiweißreiche Lebensmittel (z. B. Milchprodukte) können Blutzuckerschwankungen ausgleichen.

Weniger bunt: Farbstoffe wie Azorubin (E 122), Tartrazin (E 102), Gelborange S (E 110), Ponceau 4R (E 124), Chinolingelb (E 104) und Allurarot (E 129) färben Gummibärchen, Lutscher oder Limonade knallig bunt. Doch diese Azofarbstoffe stehen im Verdacht, die Entstehung von ADHS zu verursachen. Aus diesem Grund müssen die Hersteller seit 2010 den Warnhinweis »Kann Aktivität und Aufmerksamkeit von Kindern beeinträchtigen« auf die Verpackung drucken.

Keine Süßstoffe: Sie finden sich oft in Softdrinks oder Kaugummis und sollen diesen ein gesundes Image verpassen. Doch viele Menschen reagieren empfindlich auf künstliche Süßstoffe. So löste Aspartam in Studien v. a. bei Kindern Kopfschmerzen, Hyperaktivität, Depressionen und auch Angstzustände aus.
Frische Zutaten verwenden: Kochen Sie möglichst oft selbst und verzichten Sie auf Fertigprodukte und Fast Food. Denn sie enthalten oft große Mengen Glutamat. Der Geschmacksverstärker wird mit dem Auftreten von Kopfschmerzen und Migräne in Verbindung gebracht und kann bei empfindlichen Kindern (oder betroffenen Erwachsenen) ADHS-Symptome verschlimmern.

Die besten Mood Foods

Wird unser Denkorgan nicht optimal mit Nährstoffen versorgt, kann sich das auf unsere Stimmung auswirken. Wir bekommen Konzentrationsprobleme, Stimmungsschwankungen bis hin zu Depressionen. Einige Lebensmittel sind besonders geeignet, die Laune zu heben, weil sie die Ausschüttung von Glückshormonen fördern. Diese Lebensmittel werden auch als Mood Food bezeichnet, was übersetzt so viel bedeutet wie »Gute-Laune-Essen«.

- **Avocado:** Der geniale Mix aus ungesättigten Fettsäuren, Tryptophan und Folsäure kurbelt die Fettverbrennung an und regt die Ausschüttung von Glückshormonen an.
- **Bananen**: Die Tropenfrucht ist ein echter Seelenschmeichler. Tryptophan und Kalium dienen zum Aufbau von Serotonin. Magnesium macht uns herrlich entspannt und gelassen.

- **Beeren**: Himbeeren, Heidelbeeren oder Erdbeeren sind wertvolle Magnesiumlieferanten. Dies hemmt die Freisetzung der Stresshormone Adrenalin und Noradrenalin.
- **Chili und Pfeffer**: Der Scharfmacher Capsaicin reizt die Nervenzellen im Mund, was häufig als Brennen oder Schmerz wahrgenommen wird. Dieses Schmerzgefühl bewirkt, dass unser Gehirn Endorphine ausschüttet. Diese Glückshormone wirken entspannend und versetzen uns in eine positive Stimmung. Wissenschaftler sprechen vom »Pepper-High-Effekt«.
- **Eier**: Wertvolle Aminosäuren sowie reichlich Vitamin D wirken sich positiv auf die Psyche aus.
- **Ingwer**: In der gelben Wurzel steckt echtes Mood-Food-Potenzial. Der Vorgang ist der gleiche wie beim Chili: Die natürliche Schärfe des Ingwers wird vom Inhaltsstoff Gingerol hervorgerufen. Die Schärfe des Gingerols registriert das Gehirn als Schmerz und schüttet Glückshormone aus.
- **Kurkuma**: Das enthaltene Curcumin fördert die Bildung von Neurotransmittern und verfügt zudem über eine stark entzündungshemmende Wirkung. Zwischen solchen Mikroentzündungen im Körper und Depressionen wird ein Zusammenhang vermutet.
- **Lachs:** Seine Omega-3-Fettsäuren tragen zusammen mit Vitamin B_6 und B_{12} zur Bildung von stimmungsaufhellenden Neurotransmittern bei. Das gilt auch für andere Meeresfische wie Thunfisch, Makrele oder Sardine.
- **Nudeln, Kartoffeln, Brot und Reis**: Längst wurde in einer Studie bewiesen, dass sehr sensible Menschen mit einer kohlenhydratreichen Ernährung stressresistenter werden – und der Wert des Stresshormons Cortisol auch in Belastungssituationen sinkt. Zudem machen (gute) Kohlenhydrate langfristig zufrieden.
- **Sauerkraut:** Durch den Fermentationsprozess ist es besonders reich an probiotischen Milchsäurebakterien, die eine gesunde Darmflora und so auch die psychische Gesundheit unterstützen.

- **Spinat:** Wie auch andere grüne Gemüsesorten kann das Blattgemüse mit viel Folsäure und Magnesium punkten. Beide spielen eine Schlüsselrolle bei der Serotoninproduktion.
- **Trockenobst:** Auch getrocknete Früchte, beispielsweise Datteln und Feigen, eignen sich gut, um die Stimmung zu heben. Neben Tryptophan enthalten sie reichlich Magnesium, das uns resistenter gegen Stress macht.
- **Tropenfrüchte**: Ananas und Bananen sind die Serotonin-Stars unter den Früchten. Sie sind süß, trotzdem gesund und machen glücklich: Die Früchte enthalten einen besonders hohen Wert an Tryptophan.
- **Vanille:** Schon der Geruch von Vanille entspannt und ruft Wohlbefinden hervor. Wissenschaftler glauben, dass der Verzehr von Vanille die Ausschüttung von Serotonin im Gehirn ankurbelt. Greifen Sie auf echtes Vanillemark oder Vanillepulver zurück. Das künstlich hergestellte Vanillin erzeugt nicht die gleiche Wirkung.
- **Walnüsse**: Ungesättigte Fettsäuren, viele B-Vitamine, Magnesium und Kalium in den Nusskernen sorgen in Kombination für gute Laune.

Kapitel 5

Der Darm – das zweite Gehirn

Die Forschung liefert immer mehr Hinweise, dass unser Darm das Denken beeinflussen kann. Der Darm ist unser größtes Organ. Kurvenreich schlängelt er sich mit einer gigantischen Länge von acht Metern durch den Rumpf. Seine Innenfläche entspricht mit beachtlichen 400 bis 500 Quadratmetern der Größe von zwei Tennisplätzen. Die ergibt sich durch unzählige Darmzotten, blattförmige Erhebungen an der Darmwand, die für die Aufnahme von Nährstoffen zuständig sind. Zudem ist unsere Darmflora mit etwa 100 Billionen Bakterien das am dichtesten besiedelte Ökosystem, das wir kennen. Dieser Mikrokosmos wird auch Mikrobiom (aus dem Griechischen »kleines Leben«) genannt. Denn hier tummeln sich rund 1000 verschiedene Bakterienstämme. Diese Lebensgemeinschaft und deren Einfluss auf Psyche und Geist untersuchen Wissenschaftler aus aller Welt derzeit in Tausenden von Studien.

Fakten über unseren Darm, die beeindrucken:

- *100 Billionen Bakterien besiedeln unseren Darm. Das sind 1000-mal mehr Mikroorganismen, als unsere Galaxie Sterne zählt.*

- *400 Quadratmeter groß ist die Fläche der Darmzotten.*
- *2000 Gramm kann das Mikrobiom auf die Waage bringen.*
- *100 bis 200 Millionen Neuronen durchziehen den Darm. Das sogenannte Bauchhirn agiert selbstständig und tauscht Informationen mit dem Kopfhirn aus.*
- *1400 Mikrobenarten sind im Darm vereint.*
- *111 Millionen Menschen haben Probleme mit ihrer Verdauung.*

Als »ein zusätzliches Superorgan von immenser Bedeutung« beschreibt der amerikanische Neurowissenschaftler Alban Gaultier von der Universität Virginia das Mikrobiom.[77] Von einer »wunderbaren Gemeinschaft von Mensch und Mikroben« schwärmt der aus Bayern stammende Mediziner Emeran Mayer, der an der Universität Los Angeles in Kalifornien arbeitet.[78] Dass die Entstehung von Darmerkrankungen mit dem Gesundheitszustand des Mikrobioms zusammenhängt, ist im Grunde klar. Doch auch andere Krankheiten wie Rheuma, Schlaganfall, Morbus Parkinson oder Depressionen werden von der Darmflora beeinflusst. Wissenschaftler glauben sogar, dass das Mikrobiom an fast jeder Entstehung und Vermeidung von Krankheit beteiligt ist. Es spielt für unser Immunsystem eine entscheidende Rolle und beeinflusst auch unsere Psyche als sogenanntes Bauchgehirn – wie einige Wissenschaftler es bezeichnen.

Wir alle kennen das Bauchgefühl. Also das gute oder manchmal auch ungute Gefühl, wenn es um bestimmte Entscheidungen geht. Leider hören wir viel zu selten auf diese Botschaften aus der Körpermitte, glauben Experten. Denn es ist zweifelsfrei geklärt, dass Gehirn und Darm über ein Nervennetzwerk miteinander kommunizieren. Bei all diesen bisherigen Erkenntnissen steckt die Erforschung dieser sogenannten Darm-Hirn-Achse noch in den Kinderschuhen. Und es bleibt sicher spannend, welche sensationellen Fähigkeiten unseres Bauchhirns die Forscher in Zukunft noch entschlüsseln werden.

Kommandos aus der Körpermitte

Ein Geflecht aus bis zu 200 Millionen Nervenzellen verbindet den Darm mit dem Gehirn. Wissenschaftler sprechen dabei vom enterischen Nervensystem (ENS; griechisch *enteron* für Darm). Umgangssprachlich wird es aber auch schlichtweg als Bauchhirn bezeichnet, dessen Funktionen von Neurogastroenterologen erforscht werden. Dieses riesige Netzwerk zieht sich durch den gesamten Verdauungstrakt – also von der Speiseröhre bis zum Enddarm. Gemeinsam mit dem Sympathikus und dem Parasympathikus bildet das ENS das sogenannte vegetative Nervensystem und ist so über den Vagusnerv mit dem Gehirn verbunden. Gemeinsam mit dem Immunsystem gilt es heute als die wichtigste Informationszentrale in unserem Körper und wird als »zweites Gehirn« bezeichnet. So sind nicht nur Nervenzellen und Rezeptoren von Bauch- und Kopfhirn identisch, sie benutzen auch die gleichen Botenstoffe zur Kommunikation: die beiden Neurotransmitter Serotonin und Dopamin.

Das Bauchhirn agiert vollkommen autonom und trifft selbstständig alle für den Darm relevanten Entscheidungen – Sekunde für Sekunde, 24 Stunden am Tag. Die beiden Hauptaufgaben sind: die Darmmotorik zu koordinieren und die Abläufe der Verdauung zu regeln. Dafür erfühlen die Sensoren der Nervenzellen des ENS akribisch, was in welchem Darmabschnitt gerade vor sich geht, und analysieren die Nährstoffzusammensetzung im Nahrungsbrei. Daraufhin bestimmt das Bauchhirn, was in unseren Körper aufgenommen werden soll und was weiter in Richtung Enddarm ausgeschieden wird. Wenn man betrachtet, wie lang der Darm ist, wird rasch klar: Das ist eine echte Mammutaufgabe, die täglich bewältigt wird.

So funktioniert die Darm-Hirn-Achse

Nach all den Informationen zum Bauchhirn möchten Sie sicher wissen, wie es denn tatsächlich mit dem Gehirn kommuniziert. Die wichtigste Komponente ist dabei der Vagusnerv, über welchen Darm und Gehirn miteinander verbunden sind. Namensgeber ist der lateinische Begriff *vagus*, der »umschweifend« bedeutet, da der Vagus im Hirnstamm entsteht und zu allen Organen des Körpers zieht, auch zu denen des Verdauungstrakts. Er bildet somit das Zentrum des Informationsaustausches zwischen Bauch- und Kopfhirn. Interessanterweise werden die meisten Nachrichten – 80 Prozent – über die Darm-Hirn-Achse vom Darm an das Gehirn gesendet, selten umgekehrt.

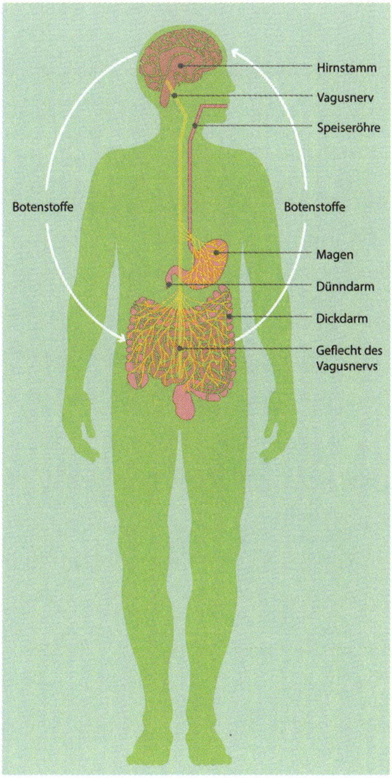

Die Bauch-Kopf-Kommunikation
Für die Kommunikation sind sogenannte Botenstoffe verantwortlich. Dazu zählen Stresshormone (wie Adrenalin und Noradrenalin) und Neurotransmitter (wie Serotonin, Dopamin und Acetylcholin), die an die Zellen von Darm bzw. Gehirn andocken und Informationen entgegennehmen und übertragen.

Noch steht die Forschung am Anfang, noch ist vieles Spekulation. Doch verblüffende Befunde deuten darauf hin, dass das Wohlergehen des Darms tatsächlich über die Gemütslage mitentscheidet. Neurogastroenterologen sind überzeugt, dass Stimmungen nicht nur im Kopf entstehen, sondern auch im Bauch. Der Grund: Der Darm beherbergt das – neben Gehirn und Rückenmark – dritte wichtige Nervensystem im Körper. In seinen Muskelschichten verläuft ein feinmaschiges Netzwerk mit über 200 Millionen Nervenzellen. Sie sind ähnlich gebaut wie die Nervenzellen in unserem Gehirn und regulieren die Verdauung.

Gute Laune aus dem Darm

Ein gutes Bauchgefühl: Etwa 95 Prozent des Glückshormons Serotonins werden in der Darmschleimhaut produziert. Das beweist erneut, wie wichtig der Darm für unsere psychische Verfassung ist. Das Zusammenspiel von Bauch und Kopf haben auch Sie sicher schon öfter am eigenen Leib gespürt. Z. B., wenn Stress auf den Magen schlägt oder wir verliebt sind und Schmetterlinge im Bauch flattern. Es gibt auch Menschen, die bei Hunger schlechte Laune bekommen oder unruhig und gereizt werden. An genau diesem Punkt setzt der Neurowissenschaftler und Psychologe Antonio Damasio an. Er sagt: Nicht nur Hungeralarm und Sättigung gelangen vom Bauch ins Gehirn, sondern auch emotionale Informationen wie Freude, Wut oder Angst.[79] Wissenschaftler, die den Zusammenhang zwischen Darmflora und Psyche untersuchen, haben mittlerweile einen eignen Forschungszweig benannt: die Psychomikrobiotik. Sie befasst sich mit den Zusammenhängen zwischen dem Zustand des Mikrobioms und dem Gehirn im Kopf. Und der Frage, ob die Darmflora eine Rolle bei der Entstehung bzw. Behandlung psychischer Erkrankungen spielt.

Spannende Aussichten

Seit 2013 läuft das durch die EU finanzierte Projekt »MyNew-Gut«. Dabei untersuchen Experten verschiedener Fachbereiche aus 15 Ländern u. a. die Auswirkungen des Mikrobioms auf die Abläufe und Funktionen im Gehirn. Unter www.mynewgut.eu finden Sie Neuigkeiten, aktuelle Publikationen und Forschungsergebnisse. Es lohnt sich sicher, ab und zu mal reinzuschauen.

So halten Sie Ihren Darm gesund

Antibiotika wirken oft verheerend auf das Mikrobiom. Denn sie töten schädliche und nützliche Bakterien gleichermaßen. Mit sogenannten Probiotika (lebende Mikroorganismen) kann man das Mikrobiom schützen. Doch nur, wenn die Probiotika gleichzeitig mit der Antibiotikagabe eingesetzt werden. In den Supermarktregalen gibt es mittlerweile eine ganze Reihe an Milchprodukten, welchen probiotische Kulturen zugegeben wurden. Doch auch klassischer Naturjoghurt hat einen ähnlichen Effekt (s. S. 122).

Eine Möglichkeit, Gemüse noch gesünder zu machen, ist die Fermentation mithilfe von Milchsäurebakterien. Denn während des Gärprozesses wird eine Vielzahl von Inhaltsstoffen umgewandelt. Milchsäure kann im Darm krank machende Keime eliminieren und deren Vermehrung stoppen. Des Weiteren fördert sie die Darmbewegung und sorgt so für die Reinigung der Darmzotten – jenen dünnen Ausstülpungen, über die die Nährstoffe ins Blut aufgenommen werden. Doch nicht nur die Milchsäure trägt zur Darmgesundheit bei. Auch die zu ihrer Bildung nötigen Milchsäurebakterien tun das. Die gelangen beim Verzehr von fermentierten Produkten in den Darm und sorgen dort für ein saures Mikroklima, in dem sich andere »gute« Bakterien wohlfühlen und vermehrt ansiedeln. Dies hat zur Folge, dass sich letztlich weniger krank machende Keime in der Darmschleimhaut festsetzen können. Übrigens. Nicht nur mit fermentiertem Gemüse wie Sauerkraut oder koreanischem Kohl (Kimchi) können Sie Ihren Darm schützen, probiotisch wirken auch Kombucha, Tempeh, Miso oder Tofu.

Füttern Sie Ihre Darmbakterien mit Präbiotika

Ballaststoffe unterstützen eine gesunde Darmflora und erhalten die Vielfalt. Besonders reich an Ballaststoffen sind Vollkornbrot, Haferflocken, Kleie, Hülsenfrüchte, Nüsse und Samen – v. a. Chiasamen, Leinsamen oder Flohsamen. Zu den ballaststoffreichen Gemüsesorten zählen Brokkoli, Topinambur, Spinat, Weißkohl, Spargel, Schwarzwurzel, Artischocke, Wirsing, Fenchel, Süßkartoffel, Stockrübe, Rote Bete, Kürbis, Knoblauch u.v.m.

Ballaststoffe und andere Substanzen, die v. a. von den »guten« Darmbakterien verwertet werden, heißen Präbiotika – wie z. B. Inulin, Oligofruktose oder Galactooligosaccharide. Sie kommen z. B. in Artischocken, Chicorée, Knoblauch, Lauch, Pastinaken, Schwarzwurzeln, Spargel, Topinambur oder Zwiebeln vor, aber auch in Hülsenfrüchten und Vollkornhafer oder -roggen. Produkte aus Weißmehl bekommen dem Darm einfach nicht besonders. Ersetzen Sie, wenn möglich, Weißbrot durch Backwaren aus Vollkorn. Ebenso auch Pasta oder andere Teigwaren.

In den letzten Jahren ist auch die sogenannte resistente Stärke in den Fokus der Wissenschaft geraten, weil sie nachweislich die Darmflora gesund hält. Resistente Stärke ist, obwohl sie chemisch wie gewöhnliche Stärke aufgebaut ist, durch menschliche Verdauungsenzyme nicht abbaubar und zählt damit zu den Ballaststoffen. Sie entsteht beim Abkühlen erhitzter, stärkehaltiger Lebensmittel wie Brot, Nudeln, Reis oder Kartoffeln. Der Grund: Ein Teil der Stärke kristallisiert durch das Verlagern von Molekülen beim Abkühlen aus. Dadurch kann diese Stärke von den Enzymen im Verdauungstrakt nicht mehr abgebaut werden.

Bitter statt süß

Chicorée, Rucola oder Kohl haben alle einen leicht bitteren Geschmack, der das Gemüse aber so wertvoll und gesund macht. Denn diese Bitterstoffe regen die Produktion der Verdauungssäfte an und unterstützen die Darmtätigkeit. Wer mag, darf also ruhig häufig Wildkräuter wie Petersilie, Basilikum oder Rosmarin, aber auch Endivie, Ingwer oder Kurkuma auf den Teller bringen.

Und ein weiterer Grund, auf Zucker und süße Getränke zu verzichten: Sie füttern die schlechten Darmbakterien und schwächen die Darmflora zusätzlich. Übrigens: Der zu Hause zugesetzte Kristallzucker hat gerade mal zwölf Prozent Anteil an der konsumierten Gesamtmenge. Viel mehr Zucker wird über Softdrinks, Eis, süßes Gebäck und Fertigprodukte aufgenommen. Wenn möglich, sollten auch Weißmehlprodukte oder Fast Food gemieden werden. Sie fördern Entzündungen und schaden dem Darm.

Kaufen Sie auf dem Wochenmarkt ein

Denn hier gibt es Gemüse und Obst, das im Freiland angebaut wurde. Dies enthält mehr Bakterien als Ware aus dem sterilen Treibhaus, glauben Experten. So ist die mikrobielle Vielfalt größer – v. a. im Kerngehäuse. Unter all den guten Bakterien sind auch Vertreter der Gattung Lactobacillus – allesamt gut für eine starke, widerstandsfähige Darmflora.

Regelmäßig essen und trinken

Untersuchungen haben herausgefunden, dass der Darm gleichförmige Tagesabläufe schätzt. Viele können sicher bestätigen: Eine Orts- oder Zeitveränderung, z. B. im Urlaub, kann vieles durcheinanderbringen. So sollten Sie, wenn möglich, regelmäßig essen. Ideal ist es, wenn Sie zwei- oder dreimal am Tag essen und dazwischen 4 bis 6 Stunden warten, bis der Verdauungsprozess der vorherigen Mahlzeit abgeschlossen ist. Zwischenmahlzeiten sollten Sie vermeiden. Die

Verdauung ist mittags am stärksten und lässt gegen Nachmittag nach. Am Abend ist sie eher schwach und geht langsam in den Ruhezustand über. Aus diesem Grund sollte das Abendessen weniger üppig ausfallen und auch am besten mindestens drei Stunden vor dem Schlafengehen abgeschlossen sein. Wichtig ist auch, gründlich zu kauen. Das erleichtert dem Darm die Arbeit.

Reichliches und auch regelmäßiges Trinken unterstützt ebenfalls die Verdauung. Wichtig ist dabei, dass Sie den Bedarf mit dem Richtigen decken. Trinken Sie am besten Wasser oder Kräutertee sowie verdünnte Obstsäfte und Gemüsesäfte. Getränke mit viel Kohlensäure, reine Obstsäfte und auch eisgekühlte Getränke belasten den Darm. Bei alkoholhaltigen Getränken und Kaffee sollten Sie darauf achten, etwas dazuzuessen. Das bremst die Säurebelastung. Übrigens: Direkt zum Essen sollten Sie maximal 200 Milliliter trinken. Wer zu viel beim Essen trinkt, stört den Verdauungsprozess, weil unverdaute Nahrung durch jeden erneuten Flüssigkeitsschub weiter durch den Verdauungstrakt gespült wird. Die Folgen sind Völlegefühl, Blähungen oder Müdigkeit nach der Mahlzeit.

Verzichten lohnt sich

Eine Ernährungsumstellung schlägt sich ziemlich schnell in der Zusammensetzung des Mikrobioms nieder, wie Wissenschaftler der Harvard Universität zeigen konnten. Stellt man seine Ernährung von fleischreich auf vegetarisch um, kann man nach 24 Stunden eine andere Zusammensetzung des Mikrobioms beobachten. Kurzkettige Fettsäuren produzierende, entzündungshemmende Bakterienarten nehmen dann zu.[80] Unser Körper übersteht kürzere Zeiten einer Nahrungskarenz sehr gut. Mehr noch: Sie tun ihm sogar gut. Denn Studien bestätigen: Regelmäßiges Fasten entlastet den Darm und regt das Wachstum von Mikroorganismen an, die den Darm unterstützen.

Halten Sie Ihren Darm auf Trab

Wer den ganzen Tag nur sitzt, klemmt seinen Unterbauch ein. Deshalb lautet die Devise: Bewegen Sie sich, und zwar so viel wie möglich. Das regt die Peristaltik des Darms an. Gehen Sie möglichst viel zu Fuß, benutzen Sie die Treppe statt den Aufzug oder planen Sie für die Mittagspause einen kleinen Spaziergang ein. All die kleinen Bewegungseinheiten bringen die Verdauung in Schwung, helfen, Stress abzubauen, und wirken nachweislich entspannend. Übrigens: Der Darm profitiert am meisten, wenn Sie regelmäßig Ausdauersport betreiben. Also: Laufen, Walken, Wandern, Radfahren oder Schwimmen.

Happy Meal – die besten Lebensmittel für einen gesunden Darm

Noch steht die Forschung des komplexen Darmsystems am Anfang. Absolute Klarheit besteht jedoch darüber, dass mit der richtigen Ernährung das Wachstum gesunder Darmbakterien gefördert werden kann.

Diese Nahrungsmittel unterstützen den Darm:

- **Ananas**: In der Tropenfrucht steckt Bromelain, ein Enzym, das die Nahrung aufspaltet und so für eine gesunde Verdauung sorgt.
- **Apfel**: In der Schale sind besonders viele Pektine enthalten. Diese wasserlöslichen Ballaststoffe dicken den Nahrungsbrei an und erhöhen so das Stuhlvolumen. Das bringt die Darmbewegung in Schwung.
- **Artischocke**: Der präbiotische Ballaststoff Inulin fördert die Vermehrung guter Darmbakterien, wie z. B. die Milchsäurebakterien Lactobacillus acidophilus sowie Lactobacillus plantarum. Der Bitterstoff Cynaropikrin regt die Produktion von Speichel und Verdauungssäften sowie Enzymen an.

- **Banane**: Ist super für die Verdauungsorange, weil sie Schutz für die Darmschleimhaut bietet und die Verdauung anregt.
- **Fenchel**: Ätherische Öle (Anethol und Fencheon) schützen die Darmschleimhaut, stimulieren die Magensaftproduktion und fördern zugleich die Peristaltik.
- **Grünkohl**: Das Gemüse ist reich an verdauungsfördernden Ballaststoffen, die eine wunderbare Energiequelle für die Darmbakterien darstellen. Sein Top-Gehalt an Vitamin B_6 wird für die Synthese von Tryptophan benötigt.
- **Joghurt**: Ihre Milchsäurebakterien halten die Darmflora gesund und widerstandfähig. Von allen fermentierten Lebensmitteln hat er die höchste Bakteriendichte.
- **Kaffee**: Auch Instant-Kaffee, Espresso & Co. enthalten Ballaststoffe. Sie können von den stressmildernden Prevotella-Bakterien besonders gut verwertet werden.
- **Kapuzinerkresse**: Ihre Senfölglykoside hemmen das Wachstum von Krankheitserregern und schützen das Immunsystem vor Infektionen.
- **Kartoffeln**: In gekochten Kartoffeln bilden sich lösliche Ballaststoffe, die sogenannte resistente Stärke, welche eine gesunde Darmflora fördern und sich wie ein Schutzschild auf die Schleimhaut legen.
- **Kombucha**: Das Getränk wird aus dem Kombucha-Pilz hergestellt und wirkt sich positiv auf die Darmmikrobiota und deren Mikroorganismen aus.
- **Leinsamen**: Sie enthalten von Natur aus viele Schleimstoffe, die im Darm aufquellen und dadurch die Verdauung in Schwung bringen. Achten Sie darauf, dass Sie geschrotete Leinsamen verwenden und dass Sie genügend dazu trinken – als Faustregel gelten 100 Milliliter pro 10 Gramm Leinsamen.
- **Löwenzahn**: Das Blattgemüse gilt als präbiotisches Lebensmittel. Sein hoher Gehalt an Inulin bringt einen trägen Darm schnell wie-

der ins Gleichgewicht. Der lösliche Ballaststoff sorgt zudem dafür, dass sich die guten Bifidobakterien vermehren und schlechte Bakterien aus dem Darm vertrieben werden.

- **Papaya**: Das Enzym Papain macht schwer verdauliche Speisen bekömmlicher, weil es die Fett- und Eiweißverdauung aktiviert.
- **Pastinaken**: Sie liefern viermal so viele Ballaststoffe wie Möhren. Deshalb ist das Gemüse auch eine ideale Energiequelle für die Darmbakterien.
- **Rote Bete**: Der sekundäre Pflanzenfarbstoff Betain stimuliert die Leberzellen, kräftigt die Gallenblase und ist für eine ungestörte Verdauung unverzichtbar. Außerdem gilt er als Stimmungsaufheller, da er den Spiegel des Glückshormons Serotonin erhöht.
- **Rotwein**: Mäßiger Rotweingenuss lässt die vielen guten Bakterien im Darm gedeihen. Darunter das Faecalibacterium prausnitzii, das vor Entzündungen schützt.
- **Sauerkraut**: Das fermentierte (milchsauer vergorene) Gemüse enthält probiotisch wirksame Mikroorganismen. Sein hoher Anteil an Cellulosefasern und Ballaststoffen ist eine wichtige Energiequelle für unsere Darmbakterien. In Verbindung mit dem enthaltenen Vitamin B_6 kann es zur Regeneration einer geschädigten Darmschleimhaut beitragen.
- **Topinambur**: Die Knolle enthält besonders viel Inulin – der wasserlösliche Ballaststoff dient den Lakto- oder Bifidobakterien im Darm als energieliefernde Nahrungsquelle und regt das Wachstum der Darmbakterien an.

Weniger gut für unseren Darm

Es gibt auch eine Reihe von Lebensmitteln, die unser Mikrobiom ungünstig beeinflussen können. Verzichten Sie am besten ganz auf Fertiggerichte, denn die Zutaten sind meist von minderer Qualität, Ballaststoffe und Vitamine fehlen meist, und reichlich Zusatzstoffe belasten den Darm und das Immunsystem. Auch gepökeltes und geräuchertes Fleisch bzw. Speck gehören selten auf den Teller. Denn sie enthalten viel Salz, und das kann im Übermaß die Darmschleimhaut reizen. Kritisch ist auch schwer verdauliches Gemüse: Einige Sorten wie beispielsweise Paprika, Lauch, Zwiebeln oder Knoblauch sowie Pilze oder Gurken sind für manche Menschen schwer verdaulich. Dann besser: Finger weg!

Probiotika – Nutzen und Wirkung

Mehr als eine Billion Mikroorganismen helfen dem Darm dabei, Nahrungsmittel zu verwerten, und kommunizieren mit dem Gehirn über das Wohlbefinden. So gibt es Untersuchungen des Brain-Body-Instituts der McMaster-Universität im kanadischen Hamilton, die andeuten, dass sich Veränderungen in der Darmflora unmittelbar auf das Verhalten auswirken können.[81] Und man weiß auch, dass Patienten mit chronischem Erschöpfungssyndrom bzw. Burn-out eine völlig andere Darmflora haben als Gesunde. Doch Wissenschaftler sind immer noch auf der Suche nach einem eindeutigen Zusammenhang. Was sie aber wissen, ist, dass sich mithilfe spezieller Probiotika die Darmflora und damit auch die Stimmung positiv beeinflussen lassen.

Der Neurobiologe Emeran Mayer von der Universität California fand bereits im Jahr 2013 heraus, dass Menschen, die viel Joghurt essen, emotional gelassener sind.[82] Und es gibt auch Hinweise, dass bestimmte Ernährungsweisen wie die mediterrane Diät oder auch die traditionelle japanische Ernährung das Risiko für Depressionen mindern, schrieb Eva Selhub, Medizinerin an der Harvard Medical School, kürzlich in einem Übersichtsartikel. Beide Ernährungsformen beinhalten viele fermentierte Lebensmittel wie Joghurt, grüne Oliven, Tee oder Sojasoße, die gute Bakterien liefern und möglicherweise mit ihren Kollegen in der Darmflora interagieren.[83] Auch wenn den Probiotika heilende Kräfte zugesprochen werden, ist die Studienlage nach wie vor etwas dünn. Nachweilich erwiesen ist die Wirkung jedoch bei entzündlichen Darmerkrankungen wie Colitis ulcerosa. In solchen Fällen bringt es tatsächlich etwas, täglich zwei Portionen Joghurt zu essen. Sicher spielt auch die Unterschiedlichkeit des Mikrobioms jedes Einzelnen eine Rolle.

Welche Lebensmittel sind probiotisch?

Probiotische Lebensmittel enthalten lebende Mikroorganismen wie Milchsäurebakterien oder Laktobazillen in hoher Konzentration. Sie können die guten Mikroorganismen im Darm unterstützen. Milchprodukte wie Joghurt, Quark, Dickmilch, aber auch Sauerkraut, Brottrunk, fermentiertes Gemüse, Kefir, Miso oder Kombucha sind von Natur aus probiotisch. Wenn Sie hier regelmäßig zugreifen, sind Sie mit Millionen von gesunden Mikroorganismen versorgt. Wichtig ist aber dann, diese mit sogenannten Präbiotika zu füttern und zu vermehren. Und hier kommen die Ballaststoffe ins Spiel: Denn sie dienen unseren Mikroorganismen als Energiequelle. Neben den Probiotika spricht die Wissenschaft heute auch noch von Psychobiotika: Sie sollen einen positiven Effekt auf die Gesundheit und die Emotionen haben. Erste Studien weisen darauf hin, dass insbesondere die Bifidobakterien und Laktobazillen für die Stimmung relevant sind.

Probiotischer Smoothie

Zutaten für 2 Gläser:

1 Birne

1 Banane

½ Rote Bete (vorgegart)

5 Blätter Endiviensalat

200 ml Kefir (alternativ Milch oder Mandeldrink)

100 g tiefgekühlte gemischte Beeren

Zubereitung:

1. Birne waschen, Stiel und Kerngehäuse entfernen. Banane schälen und klein schneiden. Rote Bete schälen und würfeln. Den Salat waschen und klein zupfen.
2. Früchte, Rote Bete und Salat mit der Milch in den Mixer geben. Ca. 50 ml Wasser aufgießen und alles zu einem cremigen Smoothie mixen. Zum Schluss die Beeren zugeben und untermixen.

Kapitel 6

Wasser – das A und O für mentale Fitness

Die meisten Menschen sind sich nicht wirklich bewusst darüber, dass der Nährstoffbedarf des Gehirns ein ganz anderer ist als der der restlichen Organe des Körpers. Einige Neurowissenschaftler bezeichnen das Gehirn als »heiklen« Esser – also ein Organ, das sich genau die Nährstoffkomponenten herauspickt, die es benötigt. Denn seine Versorgung und Funktion hat immer (!) Vorrang vor allen anderen Organen. V. a., wenn es um Wasser geht.

Ein kleines Rechenbeispiel: Unser Körper besteht im Schnitt zu etwa 60 Prozent aus Wasser, gefolgt von Eiweiß (20 %), Fett (15 %), Kohlenhydraten (2 %) und einigen Vitaminen und Mineralstoffen. Dieses Verhältnis verschiebt sich jedoch, wenn man den Blick auf das Gehirn lenkt. Denn es besteht zu 80 Prozent aus Wasser, Fette kommen an zweiter Stelle (10 %), gefolgt von Eiweiß (8 %) sowie Vitaminen und Mineralstoffen (2 %) und zu vernachlässigbaren Kohlenhydraten. Wer bisher nicht wusste, wie wichtig Trinken fürs Gehirn ist, sollte sich diese Zahlen immer vor Augen halten.

Wasser ist lebensnotwendig
Während der Mensch auf feste Nahrung sogar länger als einen Monat verzichten kann, kommt er nur zwei bis vier Tage ohne Flüssigkeit aus.

Den Durst löschen – aber richtig

Ohne ausreichend Flüssigkeit kann unser Organismus nicht richtig arbeiten. Das Gehirn kann das Erlernte nicht im Gedächtnis abspeichern. Und ohne Wasser lässt auch die Konzentrationsfähigkeit nach. Und zwar relativ schnell. Denn Untersuchungen haben ergeben: Bereits ab einem Flüssigkeitsverlust von zwei Prozent (bezogen auf das Körpergewicht) verringert sich die körperliche und geistige Leistungsfähigkeit. So versteht sich von selbst: Wer leistungsfähig sein will, muss ausreichend trinken. Es reicht dabei nicht aus, sich auf das bloße Durstgefühl zu verlassen. Denn wenn der Körper Durst signalisiert, ist die Flüssigkeitsversorgung meist schon im Minus und die Gehirnleistung bereits eingeschränkt. Sie sollten also schon trinken, bevor Sie Durst bekommen.

So viel sollten Sie täglich trinken

Ein gesunder Erwachsener benötigt etwa 2 Liter Flüssigkeit pro Tag. Starkes Schwitzen erhöht den Bedarf: Pro Trainingseinheit (ca. 60 Min.) oder bei heißen Temperaturen darf es auch 0,5 Liter mehr sein. Als guter Richtwert gelten 30 Milliliter pro Kilogramm Körpergewicht.

Die empfohlene Flüssigkeitsmenge pro Tag errechnen Sie wie folgt:
Körpergewicht in kg x 0,03 = Wassermenge in Liter.
Beispiel für eine Person mit 75 kg Gewicht:
75 kg x 0,03 = 2,1 Liter.

Mineralstoffe auftanken

Wer viel schwitzt, sollte darauf achten, das Mineralstoffdefizit wieder auszugleichen. Denn sonst mangelt es dem Gehirn an Elektrolyten wie Salzen, Calcium oder Magnesium. Die braucht es, um die Funktionen der Körperzellen aufrechtzuerhalten, in Stresssituationen gelassen zu bleiben, aber auch, um atmen zu können oder um aus Zucker Energie zu gewinnen.

Wer sich schwertut, auf die empfohlene Trinkmenge zu kommen, kann auf wasserreiches Obst und Gemüse setzen. Schließlich gibt einige Sorten, die große Mengen an Wasser enthalten. Dazu zählen Gurke (96 %), Radieschen (95 %) oder Melone (93 %) sowie Grapefruit (91 %).

So trinken Sie ausreichend

Statt zu warten, bis sich das Durstgefühl bemerkbar macht, sollten Sie besser in regelmäßigen Abständen mehrmals pro Stunde ein Glas Wasser trinken. Dabei löscht lauwarmes Wasser den Durst wirksamer als eiskaltes. Der Körper muss bei kalten Getränken den großen Temperaturunterschied ausgleichen, was uns noch mehr ins Schwitzen bringt.

Für Abwechslung sorgt »Infused Water«. Hier werden einfach frisches Obst, Gemüse und Kräuter mit frischem Wasser aufgegossen und eine Zeit lang im Kühlschrank ziehen gelassen. Das Aroma von

Beeren, Zitrusfrüchten oder Melisse geht so ins Wasser über – und ganz kalorienfrei.

Kaffee sowie grüner Tee (ohne Zucker!) können wie Wasser der Flüssigkeitsbilanz zugezählt werden. In erster Linie sind sie jedoch Genussmittel und keine Durstlöscher. Sie enthalten Koffein bzw. Theobromin, die auf natürliche Weise anregen und beleben. 3 bis 4 Tassen pro Tag sind empfehlenswert (siehe Kapitel 5, S. 118).

Kapitel 7

Natürliches Gehirndoping – schlau mit Ginseng, Brahmi & Co.

Konzentration ist zweifelsohne das A und O, um im Studium oder im Job erfolgreich zu sein. Dabei gibt es viele Möglichkeiten, die Leistungsfähigkeit des Gehirns zu steigern. Sei es durch eine kluge Ernährung, die passenden Vitamine, ausreichend Schlaf, mehr Bewegung oder einfach weniger Stress. Eine relativ neue Methode ist das (natürliche) Hirndoping. Doch ist es überhaupt möglich, sein Gehirn auf diese Weise zu pushen?

Was ist Gehirndoping?

Die Prüfung steht kurz bevor, und der zu bewältigende Berg an Manuskripten und Büchern will einfach nicht kleiner werden? Wie verführerisch scheint es doch, in solch einer Notlage einfach eine Wunderpille zu schlucken, mit der sich der Lernstoff im Handumdrehen ins eigene Gedächtnis manövrieren lässt. Während in den USA das Gehirndoping mit Ritalin und Co. schon seit Jahren praktiziert wird, werden sogenannte Smart Drugs auch bei uns immer beliebter, v. a. bei Studenten. Und auch im Berufsleben wird immer häufiger zu Mitteln gegriffen, welche die Gehirnleistung steigern oder das Schlafbedürfnis senken sollen.

Die Deutsche Angestellten-Krankenkasse (DAK) führte 2009 eine repräsentative Umfrage durch. Insgesamt 3000 Erwerbstätige im Alter zwischen 20 und 50 Jahren wurden dabei zu ihrer Einnahme von Psychopharmaka und zum Umgang mit Stressbelastung am Arbeitsplatz gefragt. Das Ergebnis: 4,7 Prozent der Befragten gaben an, ohne medizinische Notwendigkeit leistungssteigernde Substanzen eingenommen zu haben oder aktuell einzunehmen. Im Jahr 2015 wurde die Befragung erneut mit 5000 repräsentativ ausgewählten Erwerbstätigen im gleichen Altersbereich wiederholt. Nun gaben 6,7 Prozent der Befragten – also knapp drei Millionen Menschen – an, schon einmal Gehirndoping praktiziert zu haben. Regelmäßig dopen sich laut Studie knapp eine Millionen Berufstätige (1,9 Prozent). Dabei stand das psychische Wohlbefinden häufiger im Vordergrund als die Leistungssteigerung, wobei hier geschlechtsspezifische Unterschiede festzustellen waren: Männern kam es eher auf die geistige Leistungssteigerung an, während Frauen auf eine Stimmungsaufhellung und den Abbau von Ängsten und Nervosität zum Ziel hatten.[84]

Das Lernpensum steigern mit Neuro-Enhancern – klug oder gefährlich?

Ob diese sogenannten Neuro-Enhancer tatsächlich den gewünschten Effekt bringen, ist unter Wissenschaftlern jedoch umstritten. V. a., weil diese Präparate nicht ohne Grund verschreibungspflichtig und zudem nicht ganz ungefährlich sind. Mögliche Nebenwirkungen reichen von Kopfschmerzen oder Schlaflosigkeit bis hin zu Herzrhythmusstörungen oder Angstzuständen. »Ungeklärt ist zudem oft, welche Langzeitfolgen Gesunde riskieren, wenn sie ohne ärztliche Diagnose über Jahre hinweg hirnleistungssteigernde Präparate konsumieren«, warnt das Bayerische Landesamt für Gesundheit und Lebensmittelsicherheit (LGL). Die am häufigsten verwendeten Substanzen sind nach Ansicht des LGL Koffein, Methylphenidat, Amphetamine und Modafinil. Doch es kommen auch Antidementiva und Antidepressiva bis hin zu illegalen Drogen wie Speed oder Ecstasy zum Einsatz.

Die wichtigsten Neuro-Enhancer im Überblick

Die Wirkung kann dabei aber sehr unterschiedlich sein, schließlich wurde eine tatsächliche Steigerung der geistigen Leistungsfähigkeit nur für die Substanzen Koffein, Methylphenidat, Amphetamine und Modafinil nachgewiesen. Der niederländische Psychopharmakologe Reinoud de Jongh fasste in einem 2008 erschienenen Artikel den Forschungsstand wie folgt zusammen: Je niedriger die Leistungsfähigkeit zu Beginn der Einnahme ist, desto mehr profitiert die jeweilige Person davon. Bei Personen auf bereits hohem Leistungsniveau kann die Einnahme von solchen Neuro-Enhancern sogar kontraproduktiv sein und zu einer Verminderung der geistigen Leistungsfähigkeit führen. Darüber hinaus gleichen die Wirkungskurven einem auf dem Kopf stehenden U, schreibt de Jongh in seiner Studie: »Während niedrige Dosierungen eine leichte Verbesserung ermöglichen, führen höhere Dosierungen sogar zu Verschlechterungen. Zudem hat sich gezeigt, dass die Verbesserung einer Funktion, etwa des Langzeitgedächtnisses, häufig mit der Verschlechterung einer anderen, etwa des Kurzzeit- oder Arbeitsgedächtnisses, bezahlt werden muss.«[85]

1. Koffein

Das koffeinhaltige Arzneimittel Coffeinum® wird zur kurzfristigen Beseitigung von Ermüdungserscheinungen empfohlen. Es ist nicht verschreibungspflichtig und enthält 200 Milligramm Koffein pro Tablette, die Tageshöchstdosis beträgt 400 Milligramm innerhalb von 24 Stunden.

Wirkung: Koffein besitzt eine anregende Wirkung auf das Zentrale Nervensystem und erhöht so Aufmerksamkeit und Wachheit. Auf diese Weise wird die Gedächtnisleistung nachweislich gesteigert – jedoch nur bei Aufgaben mit moderatem Schwierigkeitsgrad. Geht es darum, schwerere Aufgaben zu bewältigen, kann Koffein sogar leistungsmindernd wirken.

Nebenwirkungen: Bei Dosierungen über 200 Milligramm kann es zu Reizbarkeit, Kopfschmerzen, Unruhezuständen, Nervosität, übermäßigem Schwitzen, Schlafstörungen, aber auch zu einer Steigerung der Herzfrequenz (Tachykardie) sowie einem erhöhten Blutdruck kommen. Empfindliche Menschen reagieren häufig mit Übelkeit bzw. Magen-Darm-Beschwerden.

Bitte beachten: Eine regelmäßige Einnahme kann zu einer schwachen Abhängigkeit führen. Mögliche Entzugssymptome sind beispielsweise Kopfschmerzen, Müdigkeit, Antriebslosigkeit, aber auch Konzentrationsstörungen und Reizbarkeit.

2. Methylphenidat (Ritalin®), Dexamfetamin (Attentin®) und Amphetamine

Die Aufmerksamkeits-Defizit-Hyperaktivitäts-Störung (ADHS) wird in Deutschland mit den Wirkstoffen Methylphenidat und Dexamfetamin behandelt. Die maximale Tagesdosis darf 60 Milligramm Methylphenidat bzw. 20 Milligramm Dexamfetamin nicht überschreiten. Häufig werden auch sogenannte Amphetamine in Form illegaler Drogen (wie Speed oder Ecstasy) als Neuro-Enhancer missbraucht.

Wirkung: Die Stimulanzien Methylphenidat und Dexamfetamin steigern die Konzentrationsfähigkeit, machen hellwach und können die Verarbeitungsgeschwindigkeit verbessern. Hochdosiert wirken die Präparate sogar euphorisierend. Amphetamine (Speed oder Ecstasy) steigern die Aufmerksamkeit und verkürzen die Reaktionszeiten.

Nebenwirkungen: Am häufigsten kommt es zu Appetit- bzw. Schlaflosigkeit, Kopfschmerzen und Übelkeit. Auch Schwindel, innere Unruhe, Zittern, Schweißausbrüche und Hitzewallungen können bei regelmäßiger Aufnahme eintreten. Vor allem die illegalen Drogen wie Speed oder Ecstasy können zu Orientierungslosigkeit, akustischen und visuellen Halluzinationen, Manien und beginnenden Psychosen, Herzrhythmusstörungen bis hin zum plötzlichen Herztod führen.

Bitte beachten: Die größte Gefahr der Einnahme solcher Stimulanzien besteht darin, dass sie psychische Erkrankungen, Psychosen bzw. Manien mit Symptomen wie irrealer Euphorie und Selbstüberschätzung auslösen können.

3. Modafinil (Vigil®)

Zur Behandlung einer krankhaften Tagesmüdigkeit, wie sie bei Narkolepsie (Schlafkrankheit) auftritt, ist in Deutschland der verschreibungspflichtige Wirkstoff Modafinil zugelassen. Pro Tag dürfen nicht mehr als 400 Milligramm Modafinil eingenommen werden.

Wirkung: Nicht nur Studenten, auch Top-Manager machen sich Modafinil zunutze, um trotz Schlafmangels am nächsten Tag auf den Punkt fit zu sein – beispielsweise bei bevorstehenden Prüfungen oder Präsentationen. Tatsächlich wurden in Studien die kognitionsfördernden Eigenschaften von Modafinil nachgewiesen. In Einzelfällen konnte durch die Einnahme auch eine Verbesserung des Gedächtnisses, aber auch von Aufmerksamkeit, Konzentration, Genauigkeit und Reaktionsgeschwindigkeit gezeigt werden.

Nebenwirkungen: Wer Modafinil häufig einnimmt, riskiert Symptome wie Appetitlosigkeit, Kopfschmerzen, Nervosität, Schlaflosigkeit oder Magen-Darm-Beschwerden sowie Übelkeit. Zusätzlich kann es auch zu Angststörungen, Depressionen, Verwirrtheit, Reizbarkeit, Schwindelgefühl, verschwommenem Sehen, Bauchschmerzen, Übelkeit, Mundtrockenheit, Durchfall, Verstopfung, Brustschmerzen, Beschleunigung des Herzschlags oder Bluthochdruck kommen.

Bitte beachten: Ein Abhängigkeitspotenzial ist für Modafinil bisher nicht beschrieben worden, doch die zahlreichen Nebenwirkungen sprechen für sich.

4. Antidementiva

Eigentlich zur Behandlung einer mittelschweren Alzheimer-Demenz zugelassen, werden die verschreibungspflichtigen Acetylcholinesterase-Inhibitoren wie Donepezil, Galantamin und Rivastigmin häufig zur Steigerung der geistigen Leistungsfähigkeit zweckentfremdet. Das gilt auch für den ebenfalls verschreibungspflichtigen Wirkstoff Memantin, ein NMDA-(N-Methyl-D-Aspartat-)Partialantagonist, zur Behandlung der mittelgradigen bis schweren Alzheimer-Demenz.

Wirkung: Es liegen tatsächlich Untersuchungen zur Wirksamkeit auf die geistige Leistungsfähigkeit von Gesunden für die Präparate Rivastigmin, Donepezil und Memantin vor. Eine relevante Steigerung der Aufmerksamkeit, Konzentration, Gedächtnisleistung und Reaktionszeit konnte jedoch nicht bewiesen werden, teilweise ergab sich sogar eine Verschlechterung von Reaktionszeiten und Gedächtnis.

Nebenwirkungen: Häufig kommt es zu Durchfall, Übelkeit, Erbrechen, Verstopfung, Kopfschmerzen, Schwindel, Schwächegefühl, Appetitlosigkeit, Zittern, Harninkontinenz – und dosisabhängig auch zu Halluzinationen, Verwirrtheit und aggressivem Verhalten.

Bitte beachten: In den meisten Fällen zeigen solche Antidementiva nicht die erwartete Wirkung und belasten stattdessen Leber und Nieren. Wird die Dosis als Folge weiter erhöht, kommt es zu nervösen Erregungszuständen und zum Zittern der Hände. Die Entwicklung einer Abhängigkeit ist für die genannten Substanzen nicht bekannt.

5. Antidepressiva

Eigentlich entwickelt, um Depressionen zu behandeln, werden sogenannte selektive Serotonin-Wiederaufnahme-Hemmer häufig als Neuro-Enhancer eingesetzt. Dazu zählt u. a. der Wirkstoff Fluoxetin, ein verschreibungspflichtiges Arzneimittel zur Behandlung von Episoden einer schweren Depression. Die Tageshöchstdosis sollte 60 Milligramm nicht überschreiten.

Wirkung: Bei Menschen, die unter keiner echten Depression leiden, zielt der Einsatz von Antidepressiva überwiegend auf ein »Mood-Enhancement« ab – also die Verbesserung der Stimmung. Doch was diese nicht wissen: Es gibt keine Untersuchungen, die diese Effekte bei Gesunden nachweisen konnten. Vielmehr überwiegen die zahlreichen Nebenwirkungen dieser Antidepressiva.

Nebenwirkung: Die Liste der möglichen Nebenwirkungen von Antidepressiva ist lang. Am häufigsten kommt es zu vermindertem Appetit und Gewichtsverlust, Nervosität, Ruhelosigkeit, Schlaflosigkeit, Kopfschmerzen, Aufmerksamkeitsstörungen, Schwindel oder einer allgemeinen Benommenheit. Ebenfalls möglich sind Störungen der Sexualfunktion sowie Übelkeit, Erbrechen, Durchfall oder Verstopfung. Überdosierungen können zum gefährlichen »serotonergen Syndrom« mit beschleunigtem Herzschlag, Bluthochdruck, Übelkeit, Erbrechen, Durchfall, Unruhe, Halluzinationen, Zittern und Krampfanfällen führen. Begleitet von Verwirrtheit und Benommenheit bis hin zum Koma.

Bitte beachten: Was bei depressiven Patienten mit einem ärztlich diagnostizierten Serotoninmangel funktioniert, scheint bei gesunden Menschen keinerlei Wirkung zu zeigen. Der Organismus kann das Mehrangebot an Serotonin nicht für sich nutzen, und eine durch psychische Faktoren gedrückte Stimmung lässt sich so nicht aufheitern. Ein Abhängigkeitspotenzial ist zwar nicht bekannt, doch aufgrund der Nebenwirkungen ist von einer Einnahme abzuraten.

6. Beta-Blocker

Beta-Rezeptoren-Blocker (kurz Beta-Blocker genannt) wie der Wirkstoff Bisoprolol verringern die Wirkung des Hormons Adrenalin am menschlichen Herzen und eignen sich aus diesem Grund zur Behandlung von Herz-Kreislauf-Erkrankungen wie Bluthochdruck, Herzrasen, Herzschwäche und Herzenge (Angina pectoris).

Wirkung: Um einen zu hohen Blutdruck zu senken, verschreiben Ärzte in den meisten Fällen Beta-Blocker. Diese blockieren Rezeptoren an den Gefäßwänden – die Beta-Adreno-Rezeptoren. Ein weiterer Nebeneffekt: Durch die Einnahme wird die antreibende Wirkung des Adrenalins gemildert, und der Einnehmende wird entspannter und kann sich besser konzentrieren. Aus diesem Grund wird die Einnahme von Beta-Blockern häufig auch zur Bewältigung von Prüfungsangst missbraucht.

Nebenwirkungen: Bei Beta-Blockern handelt es sich um ein Herzmedikament. Aus diesem Grund profitieren gesunde Menschen leider nicht von der gewünschten Wirkung, sondern zeigen die für das Herzmedikament typischen Nebenwirkungen wie Schweißausbrüche, depressive Verstimmungen. Bei Männern kann es zusätzlich zu Erektionsstörungen kommen.

Zusammenfassend lässt sich sagen: Die Langzeitfolgen solcher Neuro-Enhancer sind bisher leider noch viel zu wenig erforscht, um ein Risiko für die Gesundheit und etwaige Schädigungen des Gehirns eindeutig abschätzen zu können. Zudem befürchten Psychologen: »Wer glaubt, Stress nur noch mit entsprechenden Medikamenten bewältigen zu können, könnte psychisch abhängig werden. Einige Substanzen müssen ohnehin regelmäßig eingenommen werden, um ihre Wirkung zu entfalten. Eine einzelne Klausur dürfte diesen Aufwand kaum lohnen.«[86, 87, 88]

Auch Sonja Raum vom LGL warnt vor einer leichtfertigen Einnahme. »Saloppe Begriffe wie Gehirndoping können sehr leicht darüber hinwegtäuschen, dass es sich bei der Einnahme von Arzneimitteln ohne medizinische Notwendigkeit letztlich um Arzneimittelmissbrauch handelt – der von zahlreichen negativen, sowohl physischen als auch psychischen (Aus-)Wirkungen begleitet sein kann.«

Pflanzliche Heilmittel für geistige Fitness

Der Österreicher Robert Menasse gestand vor einigen Jahren, er müsse beim Schreiben Unmengen von Petersilie knabbern. Ein Buch von ihm sei eigentlich ein »Stoffwechselprodukt von exzessivem Petersilienkonsum«, so der Schriftsteller. Dass unser beliebtes Küchenkraut tatsächlich die Hirnfunktion verbessert, weil u.a. die Verbindungen der Gehirnzellen gestärkt werden, beweist eine Studie der Universität Illinois. Verantwortlich hierfür ist der Pflanzenfarbstoff Apigenin, der zur Gruppe der Flavonoide gehört (s. S. 58). Die Heilpflanze liefert außerdem ausreichend Luteolin.[89] Dieser Pflanzenstoff – ebenfalls ein Flavonoid – war im Tierversuch mit Mäusen in der Lage, Entzündungen des Gehirns zu vermindern und das Erinnerungsvermögen zu verbessern.[90]

Um die geistige Leistung anzukurbeln, braucht man also keineswegs zu oben genannten und v. a. umstrittenen Neuro-Enhancern wie Ritalin oder Modafinil zu greifen. Das funktioniert mit pflanzlichen Wirkstoffen mindestens genauso gut. Und auch ganz ohne gefährliche Nebenwirkungen. Das beweist eine 2012 veröffentlichte Studie von Dr. David Edwards der White House Surgery, Horsefair, England. Vier Wochen lang nahmen Stresspatienten zweimal täglich 200 Milligramm Rosenwurz, ein pflanzliches Adaptogen, ein. Schon nach wenigen Tagen traten Symptome wie Erschöpfung, Konzentrationsstörungen und Reizbarkeit deutlich seltener auf. Ein ähnlich guter Erfolg zeigte sich bei einer zwölfwöchigen Behandlung von Burn-out-Patienten, bei denen die psychischen und körperlichen Symptome deutlich abnahmen.

Was sind Adaptogene?

Das Wort »adaptogen« stammt aus dem Lateinischen, *adaptare* bedeutet »anpassen«. Die natürlichen Substanzen lassen den Körper anpassungs- und widerstandsfähiger werden und in Zeiten von körperlichem und physischem Stress entspannter reagieren.

Die Europäische Arzneimittel-Agentur (EMA), die für die Beurteilung und Überwachung von Arzneimitteln zuständig ist, hat die Wirkung der adaptogenen Heilpflanzen offiziell bestätigt: Sie erhöhen die Leistungsfähigkeit, schützen vor vorzeitiger Alterung und helfen, die schädigenden Einflüsse von Stress auf den Körper zu reduzieren. Vier pflanzliche Heilmittel hat die EMA bislang als Adaptogene anerkannt: den Echten Ginseng (Panax ginseng), die Borstige Taigawurzel (Eleutherococcus senticosus), das Chinesische Spaltkörbchen (Schisandra chinensis) und den bereits erwähnten Rosenwurz (Rhodiola rosea). Während Taigawurzel und Ginseng nach längeren Krankheiten die Genesungsphase unterstützen, bewährt sich das Spaltkörbchen mit seinen antioxidativen und leberschützenden Eigenschaften als Anti-Aging-Mittel; und der Rosenwurz ist bei chronischem Stress und Burn-out das Mittel der Wahl.

Pflanzliche Adaptogene besitzen eine regulierende Wirkung auf den Organismus. Das bedeutet: Durch die Einnahme entsteht ein »normalisierender« Effekt – sind wir beispielsweise gestresst, wirken Adaptogene beruhigend, fühlen wir uns hingegen müde und schlapp, haben sie eine anregende und zugleich stimulierende Wirkung. Dies ist besonders hilfreich in langen Lernphasen, wo hohe Konzentration gefordert ist.

Weil Adaptogene nicht toxisch wirken, sind Nebenwirkungen weitgehend ausgeschlossen. Nach aktuellem Stand der Forschung kann man die natürlichen Substanzen, anders als z. B. Koffein, nicht überdosieren. Sie können als Kapseln oder Tabletten (Extrakt), in Pulverform, als Pflanzentinktur oder Tee eingenommen bzw. getrunken werden.

Dennoch sollte sich die Adaptogen-Einnahme in einem normalen Maß bewegen. Lassen Sie sich im Zweifel von Ihrem Arzt beraten, welche Dosis empfehlenswert für Sie ist. Tipp: Aufgrund der eher anregenden Wirkung sollten Adaptogene eher morgens und mittags eingenommen werden.

Die bekanntesten Adaptogene

Neben den vier offiziell anerkannten Adaptogenen gibt es eine Vielzahl weiterer Heilpflanzen mit stressreduzierender Wirkung. Sie haben eine auffallende Gemeinsamkeit: Alle gedeihen unter extremen Klimabedingungen. Einige der wirkungsvollsten Pflanzen wachsen in Gegenden, in denen die Differenz zwischen Sommer- und Wintertemperaturen bis zu 100 °C betragen kann.

Rosenwurz – bei Stress, Burn-out oder Depression

Bereits die Wikinger und auch sibirische Volksstämme nutzten die Rosenwurz (Rhodiola rosea) zur Steigerung der körperlichen und geistigen Vitalität. Die Urvölker des Altai-Gebirges hielten Stellen, wo die »goldene Wurzel« wuchs, streng geheim. Erst 1961 wurde sie von Wissenschaftlern entdeckt, und 1969 erhielt die Wurzel einen festen Platz in der Schulmedizin, 2010 erfolgte in der Schweiz die Zulassung als Arzneimittel, 2016 dann auch in Deutschland.

Wirkung: Rhodiola verstärkt die Ausschüttung und Wirksamkeit der Botenstoffe Serotonin, Dopamin und Noradrenalin. Das führt zu einer gesteigerten Gehirnaktivität, verbessert die Konzentrationsfähigkeit und steigert die geistige und körperliche Leistungsfähigkeit. Dies beweist eine Studie des Neurologischen Instituts der Universität Eriwan, Armenien. Nach einer mehrwöchigen Testperiode verbesserte die Einnahme von Rhodiola nachweislich die geistige Leistungsfähigkeit um 20 Prozent.[91]

Bei mittelschweren Depressionen oder Angststörungen lindert Rosenwurz Begleiterscheinungen wie Erschöpfung, Antriebslosigkeit oder Schlafstörungen und sorgt stattdessen für gute Laune. So beschreiben es Forscher 2007 im *Nordic Journal of Psychiatry* in ihrer Rosenwurzstudie an Menschen mit milden bis moderaten Depressionen.[92] Und auch das Fachjournal *Phytomedicine* veröffentlichte 2015 eine Untersuchung, die zeigte, dass Rosenwurzextrakt eine vergleichbare Wirkung wie synthetische Antidepressiva (z. B. Setralin) zu haben scheint.[93] Und selbst bei älteren Menschen hat Rosenwurz vermutlich einen positiven Effekt auf die Konzentrationsfähigkeit und das Gedächtnis. Man lernt leichter, merkt sich Inhalte besser und hat weniger Prüfungs- oder Versagensängste.

Beispiele für Präparate bzw. Nahrungsergänzungsmittel:

Vitango® Filmtabletten, rhodioLoges® 200 mg oder Rhodiola-Intercell® Kapseln (aus der Apotheke)

Rosenwurzelaufguss

5 Gramm getrocknete Rosenwurzel (aus der Apotheke) sehr klein schneiden, im Mörser zerreiben und in einem kleinen Topf mit 350 Millilitern Wasser zugedeckt ca. 30 Minuten köcheln lassen. Dann abgießen. Achtung: Das ist die Tagesration. Die erste Tasse morgens, die zweite vor dem Mittagessen trinken.

Dosierung: Halten Sie sich bei Präparaten immer an die auf der Packung angegebene Dosierung. Die dort genannte Menge bezieht sich in der Regel auf die Einnahme über einen längeren Zeitraum von mindestens zwei Wochen. Erst dann kann man in vollem Umfang von der Wirkung profitieren. Es empfiehlt sich, mit einer niedrigen Dosierung anzufangen und diese dann – je nach Bedarf – langsam zu erhöhen. Wegen der stimulierenden Wirkung sollte die letzte Aufnahme des Präparates nicht später als 4 bis 5 Stunden vor dem Schlafengehen erfolgen.

Bitte beachten: Rhodiola sollte nicht während der Schwangerschaft oder Stillzeit eingenommen oder Kindern unter zwölf Jahren verabreicht werden.

Ginseng – Wurzel für mehr Lebenskraft

Ginseng, oder auch roter Panax ginseng, ist eine beliebte Heilpflanze, deren Wurzel traditionell als Stärkungsmittel verwendet wird. »Panax« bedeutet »Allheilmittel« und hilft tatsächlich, bis ins hohe Alter gesund zu bleiben. Als seine Heilwirkung vor mehr als 5000 Jahren bekannt wurde, war es zunächst nur dem Kaiser und hohen Adeligen vorbehalten, die Ginsengwurzel zu sich zu nehmen. Die Kostbarkeit der Wurzel war der Grund, weshalb größere Studien lange ausblieben. Ginseng war einfach zu teuer. Mittlerweile ist die Heilwirkung jedoch ausreichend untersucht, und in Deutschland sind fast 60 Ginsengprodukte zugelassen. Gemäß Kommission E und der European Scientific Cooperation of Phytotherapy (ESCOP) werden Ginsengzubereitungen als Tonikum zur Stärkung und Kräftigung bei Müdigkeits- und Schwächegefühl sowie nachlassender Leistungs- und Konzentrationsfähigkeit eingesetzt. Ginsengextrakte werden darüber hinaus zur Behandlung von leichten Depressionen verwendet.

Wirkung: Ginseng gehört zu den am besten analysierten Heilpflanzen. Gut 150 verschiedene Substanzen wurden bisher in der Wurzel entdeckt und genauestens auf ihre Wirkung gegen Krankheiten untersucht. Wissenschaftler machen v. a. das Zusammenspiel all dieser Stoffe für die Heilwirkung verantwortlich. Ginseng zählt zu den bedeutendsten Heilmitteln der Traditionellen Chinesischen Medizin (TCM) und wird dort zur Aktivierung der Lebensenergie »Qi« eingesetzt. Die Hauptinhaltsstoffe heißen Ginsenoside, sie gehören zu den Saponinen und damit zu den sekundären Pflanzenstoffen. Ihnen verdankt die Wurzel die Fähigkeit, die mentale Leistungsfähigkeit zu verbessern. Das hat eine Studie der Universität Newcastle, England, bestätigt. Eine Dosis von 200 Milligramm Ginseng führte nachweislich zu einer Verbesserung der kognitiven Leistungsfähigkeit und reduzierte zugleich die mentale Ermüdung.[94] Die zweite wichtige Wirkung ist die Erhöhung der Widerstandkraft gegen Stress, so eine Untersuchung der School of Pharmacy in Südkorea. Die Wissenschaftler sind sich einig: Ginseng kann den Stresspegel senken, indem es die Ausschüttung der Stresshormone wie Cortisol reduziert.[95] Übrigens: Auch im hohen Alter verringert Ginseng altersbedingte Erkrankungen, verbessert die Sauerstoffversorgung des Gehirns, verlangsamt den Alterungsprozess und erhöht so die Lebensqualität.

Beispiele für Präparate bzw. Nahrungsergänzungsmittel:

Ginsana G 115 Weichkapseln, Ginseng Curarina Kapseln (aus der Apotheke)

Beispiele für Kombinationspräparate:

Kneipp Gingko Ginseng plus, Tai-Ginseng-Dragees (aus der Apotheke)

Dosierung: Bei der Einnahme von Ginsengextrakt ist die richtige Dosierung extrem wichtig. Denn der Extrakt kann nur dann seine Wirkung entfalten, wenn er in ausreichender Menge eingenommen wird. Im Handel erhältliche Arznei- oder Nahrungsergänzungsmittel sind meist unterdosiert und deshalb zu schwach wirksam. Ideal ist eine Dosis von mindestens 10 Milligramm Ginsenoiden – das entspricht 1 bis 2 Gramm Ginseng pro Tag. Die Anwendungsdauer sollte 3 Monate nicht übersteigen.

Bitte beachten: Diabetiker oder Menschen mit einem zu hohen Bluthochdruck sollten Ginsengpräparate nur nach Rücksprache mit ihrem Arzt einnehmen. Das gilt auch für Patienten, die auf blutverdünnende Medikamente (z. B. Aspirin®) angewiesen sind. Denn Ginseng kann die Blutgerinnung verändern. Während der Schwangerschaft und Stillzeit sollte Ginseng nicht genutzt werden. Bei gleichzeitiger Einnahme von Ginseng und Koffein oder Tein können Bluthochdruck, Schlaflosigkeit, Nervosität und morgendlicher

Durchfall auftreten. Deshalb wird empfohlen, mindestens 1 Stunde vor und 3 Stunden nach einer Gabe von Ginseng keinen Kaffee zu trinken.

Taigawurzel – der kleine Bruder des Ginsengs

Die Taigawurzel, auch Sibirischer Ginseng genannt, besitzt eine lange Tradition als Heilmittel der TCM. In den 1950er-Jahren wurde die sibirische Wurzel von russischen Wissenschaftlern entdeckt und als günstige Alternative zum teuren Ginseng gefeiert. Man fand heraus, dass die pharmakologischen Effekte sogar stärker ausgeprägt waren als beim Ginseng. Heute empfiehlt die ESCOP die Taigawurzel als Tonikum zur Stärkung und Kräftigung bei Müdigkeits- und Schwächegefühl sowie bei nachlassender Leistungs- und Konzentrationsfähigkeit.

Wirkung: Die wichtigsten Inhaltsstoffe der Taigawurzel sind die Glycoside sowie Lignane. Insgesamt 50 Wirkstoffe reduzieren Stresshormone im Körper. Es gibt zahlreiche Studien, die die Wirksamkeit der Taigawurzel bei Erschöpfung, chronischer Müdigkeit und chronischem Stress dokumentieren. Und auch solche, die beweisen, dass Präparate zur Verbesserung der kognitiven Leistungsfähigkeit und zur Behandlung von Erschöpfungszuständen (Burn-out) eingesetzt werden können.[96] Im Grunde entspricht die Wirkung ungefähr der von Ginseng.

Beispiele für Präparate bzw. Nahrungsergänzungsmittel:

PURE Encapsulations® Eleuthero Kapseln (Pro Medico GmbH), Taigawurzel-Tropfen (Biovea) (aus der Apotheke)

Dosierung: Die Taigawurzel wird manchmal als Tee, häufig aber auch in Form von Fertigpräparaten angeboten. Zur Teezubereitung übergießen Sie einen Teelöffel fein geschnittene oder grob pulverisierte Taigawurzel mit einer Tasse kochendem Wasser und seihen die Pflanzenteile nach 15 Minuten in ein Teesieb ab. Zwei bis drei Tassen Taigawurzel-Tee pro Tag werden empfohlen – mehr sollte es nicht sein. Fertigarzneimittelpräparate wie Kapseln, Dragees oder Tropfen enthalten das Pulver oder Trocken- oder Flüssigextrakte der Taigawurzel. Hier halten Sie sich am besten an die Dosierungsempfehlungen auf der Packungsbeilage.

Bitte beachten: Taigawurzel-Zubereitungen sollten sicherheitshalber nicht länger als zwei Monate eingenommen werden, weil über mögliche Langzeiteffekte nichts bekannt ist und Studien bislang fehlen. In folgenden Fällen darf die Taigawurzel nicht eingenommen werden: Schwangerschaft und Stillzeit, bei Bluthochdruck oder Herzrhythmusstörungen und auch nicht bei Kindern unter zwölf Jahren.

Nootropika – Wunderpflanzen für bessere Konzentration

Nootropika ist ein Sammelbegriff für Pflanzenstoffe, die eine positive Wirkung auf die Konzentration und mentale Leistungsfähigkeit haben. Im Gegensatz zu den Adaptogenen geht es nicht darum, Stress zu reduzieren, sondern die Gehirnleistung zu verbessern. Besonders wirksam soll das Zusammenspiel der beiden Substanzklassen sein. Nootropika leitet sich von den Wörtern *noos* (Verstand) und *tropos* (Wendung, Richtung) ab. Es bedeutet »auf den Geist einwirkend« und bezeichnet Pflanzen, die eingesetzt werden, um das Gedächtnis zu verbessern.

Ginkgo – Power fürs Gehirn

Der Pflanzenextrakt aus den Blättern des Ginkgo-biloba-Baums ist berühmt für seine Wirkungskräfte auf die mentale Leistungsfähigkeit. In vielen Ländern, besonders aber in Asien, ist der Ginkgo-Baum seit jeher bekannt als ein Symbol für Energie, Kraft und langes Leben. Die heilenden Wirkstoffe stecken dabei v. a. in den fächerförmigen Blättern. Weil diese nur schwer wasserlöslich sind, kann der Organismus sie jedoch kaum verwerten. Weshalb sie von der Industrie zu einem hochkonzentrierten Extrakt verarbeitet werden. Gemäß der ESCOP sind Ginkgo-Extrakte zur symptomatischen Behandlung von hirnorganisch bedingten Leistungsstörungen bei Patienten mit primärer degenerativer Demenz, mit vaskulärer Demenz oder mit Mischformen aus beiden indiziert. Eine weitere Indikation sind leichte kognitive Beeinträchtigungen. Ginkgo-Extrakte werden darüber hinaus zur symptomatischen Behandlung von arteriellen Durchblutungsstörungen sowie bei Schwindel (Vertigo) und Ohrgeräuschen (Tinnitus) eingesetzt. Als Tagesdosis für die symptomatische Behandlung von Demenz und Gedächtnisschwäche empfehlen die Hersteller 120 bis 240 Milligramm, bei anderen Indikationen 40 bis 240 Milligramm.

Wirkung: Dass Ginkgo-Extrakt die Konzentration steigert, ist den meisten bekannt. Dass dem tatsächlich so ist, konnte kürzlich eine Studie der Universität Northumbria, England, beweisen. Denn Ginkgo verbessert die Durchblutung und zugleich die Sauerstoffversorgung des Gehirns und steigert so die kognitive Leistungsfähigkeit. Am stärksten war die Wirkung bei einer Dosierung von 240 bzw. 360 Milligramm Ginkgo-Extrakt. Die Erklärung der Wissenschaftler: Durch die verbesserte Durchblutung werden auch die Kraftwerke der Zellen – sprich die Mitochondrien – mit mehr Mikronährstoffen versorgt. Diese können so mehr Energie produzieren, die dann dem Gehirn zusätzlich zur Verfügung steht.[97, 98]

Ginkgo-Blätter haben aber nicht nur eine positive Wirkung auf die Konzentration, sondern können auch gegen Stress wirken. Das hat eine weitere Studie des Laboratory of Pharmacological Neuroendocrinology in Bratislava gezeigt. Der Cortisolspiegel und auch der Blutdruck war durch die Einnahme eines Ginkgo-Präparates nach einer Stresssituation geringer als bei Placebogabe.[99]

Für die Heilwirkung der Ginkgo-Blätter ist das Zusammenwirken von Ginkgoliden, Flavonoiden und Terpenen verantwortlich. Dieses Substanzgemisch weist zumindest in Laborversuchen zahlreiche Effekte auf: Es schützt Nervenzellen vor schädlichen Einflüssen und unterstützt die Funktion bestimmter Botenstoffe im Gehirn, die Gedächtnis und Lernen beeinflussen. Aus diesen Gründen vermuten Forscher, dass Ginkgo hilft, wenn die geistige Fitness im Alter nachlässt, wenn man sich schlecht konzentrieren kann oder das Lernen schwerfällt.

Trotzdem kommen wissenschaftliche Studien insgesamt zu unterschiedlichen Ergebnissen, weshalb sich derzeit nicht genau sagen lässt, ob Ginkgo tatsächlich das Gedächtnis beeinflusst. In manchen Untersuchungen zeigte sich, dass Zubereitungen aus den Blättern eine Alzheimer-Demenz verlangsamen können. Andere kamen zu dem Schluss, dass die Gedächtnisleistung nicht verbessert wird – zumindest nicht bei Gesunden.[100, 101] In einem Punkt sind sich die Forscher jedoch einig: Die Zubereitungsform spielt eine entscheidende Rolle. Aus einem Ginkgoblätter-Tee werden die wirksamen Stoffe nur unzureichend herausgelöst. Um eine Wirkung zu erzielen, müssen die aktiven Substanzen in Extrakten (Auszug aus der Pflanze) konzentriert werden.

Beispiele für Präparate bzw. Nahrungsergänzungsmittel:

GINKOBIL ratiopharm 240 mg, Gingium® intens 120 mg (Hexal), Ginkgo biloba Hevert Tabletten, Gingobeta 120 mg (betapharm) (aus der Apotheke)

Dosierung: Ginkgopräparate wirken nicht sofort, sondern erst nach einer mehrwöchigen Einnahme. Wichtig ist, auf eine ausreichende Dosierung zu achten, sonst bleibt die zu erwartende Wirkung womöglich ganz aus. Eine Mindestdosis von 100 Milligramm Extrakt ist zu empfehlen. Die Nebenwirkungen von Ginkgo-Extrakt sind extrem selten und treten auf, wenn das Supplement in einer extrem hohen Dosis verwendet wurde.

Bitte beachten: Empfindliche Menschen können auf Ginkgo mit Magen-Darm-Beschwerden oder Kopfschmerzen reagieren. Wer blutverdünnende Medikamente einnimmt, sollte Ginkgo nur in Absprache mit seinem Hausarzt anwenden. Denn die Heilpflanze kann den Effekt der Blutgerinnungshemmer verstärken. Auch wer operiert werden muss, muss Ginkgo rechtzeitig vor der Operation absetzen. Schwangere sollten auf Ginkgo komplett verzichten.

Brahmi – die geheime Gedächtnispflanze

Brahmi (Bacopa monnieri) wird auch »Kraut der Gnade« oder das »Kleine Fettblatt« genannt. Es ist eines der bedeutsamsten Mittel der ayurvedischen Medizin. Schon vor 3000 Jahren wurde Brahmi von indischen Gelehrten und Schülern angewendet, wenn sie lange Texte auswendig lernen mussten. Heutzutage gewinnt die Heilpflanze immer mehr an Popularität als Bestandteil einiger Nootropika.

Wirkung: Annette Morgan und John Stevens von der School of Health and Human Sciences in New South Wales, Australien, haben sich 2010 mit der Wirkung von Brahmi bzw. dem enthaltenen Wirkstoff Bacosid A auf die mentale Leistungsfähigkeit beschäftigt. Dabei nahmen 136 Testpersonen älteren Jahrgangs, die unter Gedächtnislücken litten, Brahmi ein. Nach einer zwölfwöchigen Testphase konnte eine deutliche Verbesserung festgestellt werden.[102] Eine ähnliche Studie des Neuropsychology Laboratory der Universität Victoria bewies: Nach zwölf Wochen zeigte sich bei der »Brahmi-Gruppe« eine ebenso deutliche Verbesserung in der Verarbeitung von visuellen Reizen, der Auffassungs- und Lernfähigkeit und des Erinnerungsvermögens.[103] Auch konnte die Studie aufzeigen, dass sowohl das Kurzzeit- als auch das Langzeitgedächtnis positiv beeinflusst wurden.

In weiteren Studien wurde die Wirkungskraft des Nootropikums auf das Gedächtnis von älteren Menschen untersucht. Das National College of Natural Medicine in Portland konnte mithilfe eines Lerntests bestätigen, dass Brahmi dem natürlichen kognitiven Alterungsprozess entgegenwirken und gegen den Erinnerungsverlust bei älteren Menschen helfen kann.[104] Wissenschaftler der Naresuan Universität, Thailand, kamen zu ähnlichen Ergebnissen, sind jedoch noch etwas skeptisch: »Unsere Meta-Analyse deutet darauf hin, dass Brahmi das Potenzial hat, die Kognition zu verbessern und insbesondere die Aufmerksamkeit zu beschleunigen. Doch es bedarf weiterer klinischer Studien, um die Wirksamkeit bei gesunden oder demenzkranken Patienten eindeutig zu belegen.«[105]

Beispiele für Präparate bzw. Nahrungsergänzungsmittel:

MemoLodges® (Nahrungsergänzungsmittel mit Bacopa monnieri [Brahmi], Sideritis scardica [Eisenkraut] sowie Vitaminen $B_{5, 6, 12,}$ Folsäure und Zink), PURE Encapsulations® Bacopa monniera (Pro Medico GmbH) (aus der Apotheke)

Dosierung: Ob als Kapsel, Pulver oder direkt in ursprünglicher Pflanzenform – Brahmi ist in vielerlei Anwendungsformen im Handel erhältlich. Eine offizielle Empfehlung, wie viel Brahmi täglich eingenommen werden sollten, fehlt bisher. In den meisten Studien kommt jedoch eine Dosierung von 300 Milligramm zum Einsatz, wobei es immer auf den genauen »Bacosid-Gehalt« ankommt. Zu beachten ist, dass die Wirkung erst nach acht bis zwölf Wochen einsetzt. Die Einnahme sollte deshalb auch nicht unterbrochen werden. Die Einnahme als Pulver ist etwas aufwendig. Denn das bitter schmeckende Pulver muss mehrmals täglich mit einem Glas Wasser eingenommen worden.

Bitte beachten: Brahmi zählt zu den ältesten Nootropika. Wer sich an die empfohlene Dosis von maximal 300 Milligramm pro Tag hält, braucht keine Nebenwirkungen zu befürchten. Diese können allerdings auftreten, wenn Brahmi in Kombination mit anderen Nootropika oder Antidepressiva eingenommen wird, die nicht richtig aufeinander abgestimmt sind. In solchen Fällen kann es zu Kopfschmerzen und Magenschmerzen bis hin zu Durchfall kommen. Zur Sicherheit sollten Sie bei Interesse am besten Ihren Arzt oder Apotheker zurate ziehen.

Guarana – wacher dank Naturextrakt

Kaugummi, Energy-Drinks oder Säfte – Guarana wird in zahlreiche Lebensmittel gemischt. Und das nicht ohne Grund, denn die brasilianische Pflanze gilt quasi als Supertreibstoff fürs Gehirn. Und das schon seit Hunderten von Jahren. Der rankende Guarana-Busch (Paullinia cupana) gedeiht im Amazonasgebiet in Brasilien. Die heilenden Wirkstoffe stecken jedoch in der orangeroten Frucht bzw. in deren Samen.

Wirkung: Die Samen der Guarana-Frucht enthalten 4 bis 8 Prozent Koffein. Das ist die mehr als die doppelte Menge von dem, was in Kaffeebohnen enthalten ist. Diese liefern etwa 1 bis 2,5 Prozent Koffein. Aus diesem Grund ist Guarana der perfekte Wachmacher, auch weil die Energie aus Guarana viel länger anhält als die aus Kaffee. Der Grund: Guarana wird langsamer vom Organismus aufgenommen.

Der britischen Wissenschaftlerin Dr. Carrie Ruxton zufolge besitzt das enthaltene Koffein zusätzlich auch positive Auswirkungen auf die Stimmung. Über einen Zeitraum von mehr als 15 Jahren untersuchte sie den Zusammenhang zwischen Koffeinkonsum und kognitiver sowie körperlicher Leistungsfähigkeit. Der Einfluss auf die Stimmung war ebenfalls Teil der Studie, und es wurde ein eindeutiger Zusammenhang belegt.[106] Auch eine Studie der Universität Cardiff, Wales, und des Massachusetts Institute of Technology (MIT) in Cambridge konnten diese Effekte belegen. »Koffein stoppt den körpereigenen Botenstoff Adenosin, der für die Ruhephasen der Gehirnzellen zuständig ist und verhindert, dass das Glückshormon Serotonin seine Wirkung entfalten kann«, so die Meinung der Wissenschaftler.[107] Wie eine weitere Studie aus dem Jahr 2004 zeigt, ist es möglich, mithilfe von Guarana die Gedächtnisleistung zu verbessern. Untersucht wurde dies aber nur in Kombination mit Ginseng. Durch dessen durchblutungsfördernde Wirkung konnten zusätzlich sogar stressbedingte Kopfschmerzen gelindert werden.[108]

Nebenwirkungen: Guarana enthält große Mengen an Koffein und kann ebenso wie Kaffee bzw. Koffeinpräparate bei zu hoher Dosierung (über 300 mg) zu Schlaflosigkeit, Zittern, starkem Herzklopfen oder Bluthochdruck führen. Im Gegensatz zu Kaffee besitzt Guarana jedoch keine toxische Wirkung. Trotzdem sollte Guarana während der Schwangerschaft und Stillzeit vermieden werden. Und auch wer unter einem zu hohen Blutdruck leidet, muss vorsichtig sein.

Beispiele für Präparate bzw. Nahrungsergänzungsmittel:

Guarana Kapseln (Allpharm); Guarana Kapseln pur 500 (Velag Pharma GmbH); nu³ pur Guarana; Xenofit® Guarana plus (aus der Apotheke)

Dosierung: Eine Tagesdosis von 5 Gramm Guarana sollte nicht überschritten werden. Dann sind keine Nebenwirkungen zu erwarten. Aber Achtung: Bei Guarana in Pulverform kann der Koffeingehalt sehr stark schwanken. Das ist auf die unterschiedlichen Anbaugebiete und Herstellungsverfahren zurückzuführen. Achten Sie immer genau auf die Herstellerangaben auf der Verpackung. 5 Gramm Guarana-Pulver können zwischen 45 und 450 Milligramm Koffein enthalten.

Kapitel 8

Das erstaunlich alternde Gehirn

Es ist immer wieder beeindruckend, doch es gibt Menschen, die über 80 werden und dabei mental topfit sind. Forscher sprechen von sogenannten Super-Agers, die in Gedächtnistests besser abschneiden als Personen, die 20 bis 30 Jahre jünger sind. Neurowissenschaftler bestätigen: Es ist der richtige Lebensstil, der diese hochintelligenten Senioren geistig umso fitter hält, je älter sie werden.

Vorbild »Super-Agers«

Wir sind also keineswegs dazu verdammt, im Alter unseren Verstand zu verlieren. Im Gegenteil. Wie in Kapitel 1 unter dem Stichwort »Neuroplastizität« ausführlich beschrieben, verfügt unser Gehirn über die Fähigkeit, bis ins hohe Alter neue Nervenzellen zu bilden und diese zu vernetzen. Das bedeutet: Je mehr wir unser Gehirn mit neuen Aufgaben fordern, desto besser können die Hirnfunktionen erhalten und weiter ausgebaut werden.

Das bestätigen auch Untersuchungen der Psychologin Lisa Barrett. Sie konnte nachweisen, dass Gehirne von »Super-Agern« im Alter nicht schrumpfen, sondern Areale im Cortex (der Bereich, der für Lernen, Sprache und Gedächtnis verantwortlich ist) sogar dicker werden. Verantwortlich für diesen Zuwachs an grauen Zellen sind nach Ansicht von Barrett mentale Aufgaben, welchen sich die untersuchten Senioren täglich stellten. »Ein leichtes Puzzle oder Rätsel ist allerdings weniger geeignet«, meint Barrett. Es gehe vielmehr um konzentriertes, aufwendiges Denken wie beispielsweise das Erlernen einer neuen Sprache oder eines Musikinstruments.[109, 110] Es sind wohl also genau die vielen alltäglichen Gewohnheiten, die Menschen klug altern lassen. Dafür spricht auch ein Blick auf die sogenannten Blue Zones, das sind die Regionen auf der Welt mit besonders hoher Lebenserwartung.

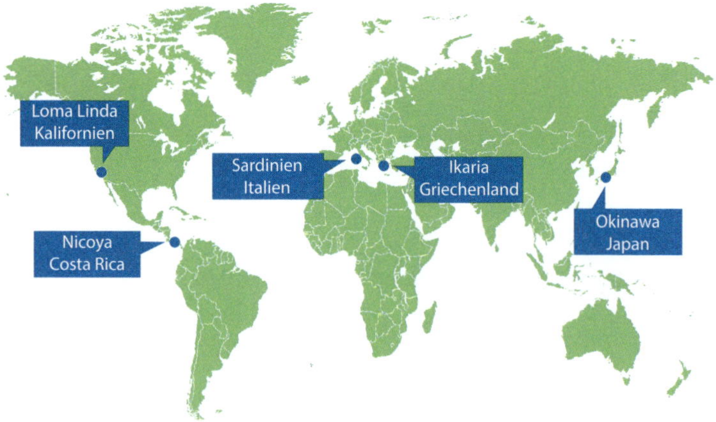

Blue Zones
Die Blue Zones, auf Deutsch »Blaue Zonen«, sind bestimmte Orte auf der Welt, in denen laut Wissenschaftlern Menschen länger als der Durchschnitt leben.

Das Geheimnis eines langen Lebens

Ikaria, Costa Rica, Kalifornien, Sardinien, Okinawa: Wissenschaftler haben herausgefunden, dass Menschen, die in diesen Regionen leben, besonders alt werden. »Und sie bleiben dabei sogar besonders vital«, weiß Michel Poulin, der seit über zehn Jahren die sogenannten Blue Zones untersucht. Fakt ist: Wie lange wir leben, hängt v. a. von unserem Lebensstil ab.

Und wie sieht es auf der Halbinsel Nicoya am Pazifik oder im kalifornischen Loma Linds aus, wo Frauen und Männer leben, die hundert Jahre und älter sind? Sein Kollege Dan Buettner, Autor und Dokumentarfilmer, hat während seiner Recherchen vor Ort neun gemeinsame Nenner gefunden und darüber ein spannendes Buch geschrieben, nämlich *The Blue Zones Solution – Eating and Living like the World Healthiest People.*[111] Psychologische und soziale Faktoren wie Bewegung und Entspannung spielen auch hier eine Rolle, entscheidend ist aber v. a. die Ernährung. Hülsenfrüchte gehören dazu, also frische oder getrocknete Bohnen, Erbsen und Linsen. Sie sind reich an Ballaststoffen und haben einen hohen Anteil an pflanzlichen Eiweißen – beides wirkt sich positiv auf den Blutzuckerspiegel und Blutdruck aus. Dazu kommt jede Menge Gemüse: In den »Blauen Zonen« isst man weniger Fleisch, dafür viel Selbstangebautes. Sogar Wein ist (natürlich in Maßen) erlaubt. Maßhalten, das haben sich v. a. die Menschen Okinawas ganz groß auf die Fahne geschrieben. Ihr »Hara-hachi-bu«-Prinzip bedeutet nämlich, dass man sich nicht den Bauch vollschlagen, sondern sich nur zu 80 Prozent satt essen soll.

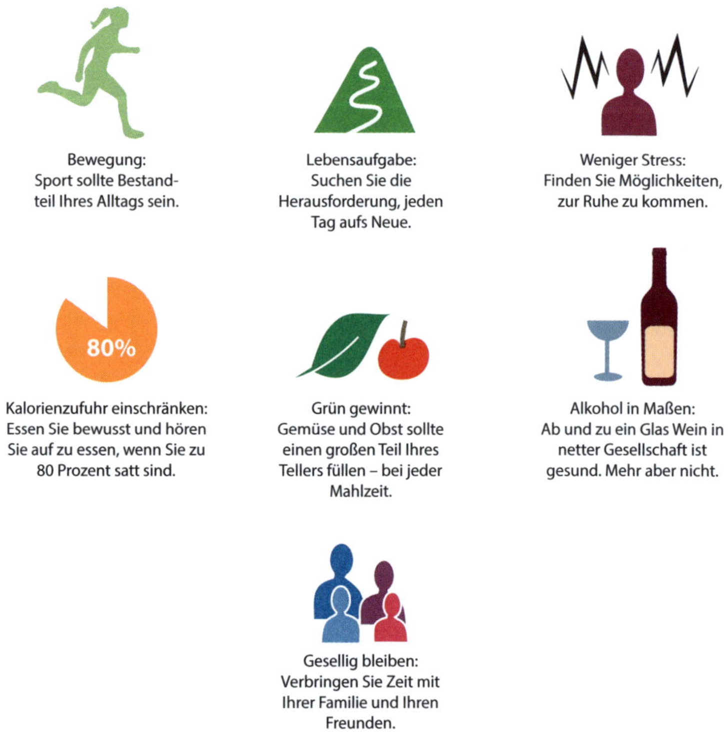
Bewegung:
Sport sollte Bestandteil Ihres Alltags sein.
Lebensaufgabe:
Suchen Sie die Herausforderung, jeden Tag aufs Neue.
Weniger Stress:
Finden Sie Möglichkeiten, zur Ruhe zu kommen.
80%
Kalorienzufuhr einschränken:
Essen Sie bewusst und hören Sie auf zu essen, wenn Sie zu 80 Prozent satt sind.
Grün gewinnt:
Gemüse und Obst sollte einen großen Teil Ihres Tellers füllen – bei jeder Mahlzeit.
Alkohol in Maßen:
Ab und zu ein Glas Wein in netter Gesellschaft ist gesund. Mehr aber nicht.
Gesellig bleiben:
Verbringen Sie Zeit mit Ihrer Familie und Ihren Freunden.

Der Schlüssel zu einem langen, gesunden Leben

Die 5 Blauen Zonen

Wissenschaftler haben Regionen ausgemacht, in denen auffallend viele Hochbetagte zu Hause sind. Alle liegen an Küsten, die Menschen essen dort wenig Fleisch, aber viel Gemüse.

1. Sardinien, Italien: Pure Lebensfreude und starke Familienbande – auf der Mittelmeerinsel läuft nichts ohne gesellige Rotweinrunden, Olivenöl und Pasta.

2. Nicoya, Costa Rica: Das Länger-Leben-Triple der Halbinsel: Bohnen, Mais und Kürbis – sie findet man in vielen traditionellen Gerichten, und sie enthalten pflanzliche Proteine, Calcium und Vitamin B_3.
3. Ikaria, Griechenland: Besonders Männer leben auf der kleine Sporaden-Insel lang – und daran ändern nicht einmal Zigaretten etwas. Sie haben wenig Stress, ein erfülltes Liebesleben und essen viel grünes Gemüse.
4. Okinawa, Japan: Gemüse und Fische essen die Menschen auf Okinawa täglich. Dazu violette Süßkartoffeln, eine japanische Spezialität, die den Blutzuckerspiegel nicht so schnell ansteigen lässt wie gewöhnliche Kartoffeln.
5. Loma Linda, Kalifornien: Hier ist das Frühstück die wichtigste Mahlzeit des Tages. Der Mix aus Beeren, Urgetreide und Sojajoghurt (z. B. in Overnight Oats) macht satt und senkt den Blutdruck und Cholesterinspiegel dauerhaft.

»Ikigai« – immer ein Ziel im Leben haben

Auf der südjapanischen Insel Okinawa, die als globaler Rekordhalter bei der Lebenserwartung gilt, beobachteten Francesc Miralles und Héctor García die lebensverlängernde Gewohnheiten ihrer Bewohner: ein ausgiebiges Bad, Dehnübungen und Kopfmassagen sind dort Anti-Stress-Therapien für den Alltag. Und die Senioren bestehen darauf, sooft es geht, ein wenig zu arbeiten – im Haushalt, im Garten oder auf dem Feld. Die Menschen streben nach *Ikigai*, schreiben Miralles und García in ihrem gleichnamigen Buch. *Ikigai* ist ein japanisches Wort für Lebenssinn, das sich auch übersetzen lässt mit dem Gefühl, etwas zu haben, für das es sich lohnt, am Morgen aufzustehen.

In Deutschland sind es Altersforscher wie Konrad Beyreuther oder Neurowissenschaftler wie Gerhard Roth, die lebenslanges Lernen als

Mittel gegen vorzeitige Vergreisung empfehlen.[112, 113] Die australische Nobelpreisträgerin und Molekularbiologin Elizabeth Blackburn betont, dass mindestens 15 Minuten körperliches Training pro Tag, Ernährung mit reichlich Omega-3-Fettsäuren (etwa in Meeresfischen) und regelmäßiges Meditieren Körper und Geist lange fit halten.[114]

Mit den heutigen und künftigen Möglichkeiten der Medizin könnte der Mensch rund 120 Jahre erreichen, behaupten Genetiker vom Albert Einstein College of Medicine in New York.[115] Vielleicht sind es auch deutlich mehr. Die Gene sind dabei nur ein Faktor von mehreren, denn sie machen höchstens ein Drittel der Lebenserwartung aus. Wesentlich stärker tragen das eigene alltägliche Verhalten sowie Umwelteinflüsse zur Lebenserwartung bei. Mehr Schlaf und Bewegung, besseres Essen und eine gute Balance zwischen Arbeit, Geselligkeit und Zeit für sich selbst sind nach Ansicht der australisch-US-amerikanischen Molekularbiologin Elizabeth Blackburn anerkannte Langlebigkeitsfaktoren. Für ihre Entdeckungen zur Zellalterung hat die Amerikanerin 2009 den Nobelpreis erhalten.

Für Sport ist man nie zu alt

Ärzte beobachten immer wieder, dass Hochbetagte bis wenige Wochen vor ihrem Ende körperlich und geistig aktiv bleiben. Und im Grunde spricht nichts dagegen, den Körper auch jenseits der 100 fit zu halten. Denn in diesem Alter lässt sich die Kondition durchaus noch steigern. Das beweist der Franzose Robert Marchand. Der mittlerweile 107-jährige Radsportler stellte Anfang 2012 einen Weltrekord in seiner Altersklasse auf.

Er legte binnen einer Stunde 24,25 Kilometer zurück. Zwei Jahre später überbot Marchand, der dafür ernsthaft trainierte, seinen eigenen Rekord und schaffte knapp 27 Kilometer. Am 4. Januar 2017 stellte der 105 Jahre alte Marchand im Velodrome National nahe Paris mit 22,574 Kilometer einen erstmaligen Stundenweltrekord in der Klasse »105 plus« auf. Im Jahr darauf beschloss er auf Anraten seiner Ärzte, seine Radsportlaufbahn endgültig zu beenden.

Um welche Art von Bewegung es sich handelt, ist im Grunde nicht ausschlaggebend. Da sind sich die Forscher einig. Das Wichtigste ist es, den Körper in Bewegung zu halten und so die Gehirnaktivität anzuregen. Besonders effektiv ist jedoch das sogenannte Intervalltraining, ein systematischer Wechsel zwischen Belastungs- und Erholungsphasen. Und auch im betagten Alter von 65 bis 80 Jahren – wie eine Untersuchung von langlebigen Hirten und Bauern in sardischen Bergdörfern, einer der Blauen Zonen, ergab. Diese absolvieren täglich mehrere Einheiten Intervalltraining, nämlich den Auf- und Abstieg.

Die gehirnrettende MIND-Diät

Welch großen Einfluss die Ernährung auf die geistige Gesundheit hat, zeigt auch eine Untersuchung vom Rush University Medical Center in Chicago. Die Wissenschaftler um Martha Clare Morris fanden heraus, dass eine mediterrane Ernährung – v. a. Fisch mit reichlich Omega-3-Fettsäuren, Olivenöl, Gemüse, Beeren und geringen Mengen Alkohol – die geistige Gesundheit am besten erhält und zugleich das Demenzrisiko erheblich senkt. Dafür kombinierten die Forscher eine mediterrane Ernährungsweise mit Empfehlungen der DASH-Diät. DASH ist die Abkürzung für Dietary Approaches to Stop Hypertension – also Ernährungsstrategien gegen Bluthochdruck.

Das Ergebnis nennt sich MIND-Diät – für »Mediterrane-Intervention für neurodegenerative Verzögerung« (englisch: *delay*). Im Laufe eines Jahrzehnts habe die MIND-Diät das Alzheimer-Risiko bei den 960 durchschnittlich 81,4-jährigen Probanden um 53 Prozent gesenkt, so die Epidemiologin Martha Clare Morris. »Bei jenen, die sich weniger rigoros daran gehalten haben, waren es immer noch 35 Prozent.« Viel interessanter ist jedoch die Tatsache, dass sich durch die Kombination einer mediterranen Ernährungsweise mit blutdrucksenkenden Lebensmitteln das Gedächtnis in einem Zeitraum von fünf Jahren um 7,5 Jahre verjüngte.[116, 117]

So funktioniert die MIND-Diät

Bei der MIND-Diät gibt es zehn empfohlene und fünf verbotene Nahrungsmittel. Die erlaubten Lebensmittel sollte man täglich essen. Von Vollkornprodukten drei Portionen pro Tag. Geflügel und Beeren empfehlen die Forscher mindestens zweimal pro Woche, Fisch einmal pro Woche zu essen. Nüsse als Snacks – und täglich ein Glas Wein trinken.

Bitte zugreifen – 10 empfohlene Lebensmittel:

- grünes Gemüse (z. B. Spinat, Salat, grüne Bohnen)
- anderes Gemüse
- Nüsse
- Beeren (z. B. Himbeeren, Johannisbeeren, Heidelbeeren)
- Bohnen
- ganze Körner (Vollkorn)
- Fisch
- Geflügel
- Olivenöl
- Wein (in Maßen)

Bitte zurückhalten – 5 eingeschränkt empfehlenswerte Lebensmittel:

- rotes Fleisch
- Butter und Margarine
- fetter Käse
- Gebäck und Süßigkeiten
- frittierte Lebensmittel und Fast Food

Kapitel 9

Wie Sport den Geist verjüngt

Bewegung ist wie Doping fürs Gehirn: Es wird stärker durchblutet, die Konzentration wird verbessert, neue Nervenzellen werden vernetzt. Schon lange ist bekannt, dass in einem gesunden Körper ein wacher Geist wohnt. Doch wie das Gehirn und der Körper im Detail zusammenspielen, kommt erst nach und nach ans Tageslicht. In unzähligen Studien wird zurzeit untersucht, wie Bewegung auf die Nervenzellen wirkt, wie Sport den Mix an Botenstoffen im Gehirn wandelt und wie viel Fitness ideal ist, um die Gehirnleistung bis ins hohe Alter zu steigern. Was die Forscher bisher herausgefunden haben, ist die Tatsache, dass nicht ein einzelner Faktor für diesen Benefit verantwortlich ist, sondern das Zusammenspiel von drei Mechanismen: 1. Verbesserung der Durchblutung des Gehirns, 2. Freisetzung von Botenstoffen, 3. Wachstum neuer Nervenzellen.

Immer in Bewegung bleiben

Ob wir frühmorgens im Schwimmbad unsere Bahnen ziehen oder zweimal pro Woche mit Freunden Fußball spielen: Wann immer wir uns bewegen, kommt der gesamte Organismus in Gang. Das Herz schlägt schneller, die Atemfrequenz erhöht sich. Rote Blutkörperchen transportieren Sauerstoff von der Lunge zu den Kraftwerken in unseren Muskelzellen. Diese Anstrengung regt wiederum die Durchblutung des Gehirns an. Bei erhöhtem Puls strömt mehr Blut durch die Gefäße und transportiert lebenswichtigen Sauerstoff zu den Nervenzellen. Die Durchblutung hat messbare Auswirkungen auf die Leistung des Gehirns. So bleiben z. B. Wörter, die wir auswendig lernen, besser im Gedächtnis, wenn wir dabei einige Schritte gehen, statt auf einem Stuhl zu sitzen.

Durch das Trainieren der Muskeln geschieht aber noch viel mehr. Denn mit jedem Muskelkater wächst neues Muskelgewebe, das über neue Nerven mit dem Gehirn verknüpft werden muss. Damit dies gelingt, produziert der Muskel einen Signalstoff, den sogenannten Nervenwachstumsfaktor BDNF (s. S. 19). Dieser regt die am nächsten liegende Nervenfaser dazu an, Ausläufer zu bilden, die sich wiederum mit dem Muskelstrang verknüpfen. Mehr noch: Über den Blutkreislauf gelangt das BDNF ins Gehirn, wo er in Regionen, die für eine höhere kognitive Aufmerksamkeit zuständig sind, die Neuronen anregt, ebenfalls neue Verbindungen einzugehen. So wird Studien zufolge das Netz der Nervenzellen immer dichter, wodurch sich die Aufmerksamkeit und die geistigen Kapazitäten erhöhen.

Wissenschaftler vermuten, dass es v. a. die abwechslungsreichen Sportarten sind, welche die Konzentration verbessern. Das spricht beispielsweise für Fußball, wo neben Strategie auch das soziale Miteinander gefordert wird. Doch nicht nur. So werden beispielsweise beim Turnen das Balancehalten, beim Tennis die präzise Koordination von Hand und Auge oder beim Tanzen komplizierte Bewegungsabläufe gefordert. All diese unterschiedlichen Fähigkeiten trainieren das Gehirn. Am besten funktioniert dies übrigens, wenn wir uns mit Freunden zum Sport verabreden. Denn die sozialen Kontakte, ebenso wie eine anregende Unterhaltung, stimulieren das Gehirn zusätzlich. V. a. in Kombination mit Bewegung.

Wie beschrieben ist unser Gehirn in der Lage, neue Nervenzellen zu bilden. Und Bewegung fördert offenbar die Entstehung dieser Zellen im Hippocampus – und zwar bis ins hohe Alter. V. a., wenn geistige Beanspruchung und gesunde Ernährung dazukommen. Das ergab eine skandinavische Studie vor Kurzem. Die Wissenschaftler empfehlen, jeden Tag mindestens 30 Minuten Sport zu treiben. Denn dies hat nicht nur Auswirkungen auf das Gehirn. »Fitte Menschen verfügen im Alter über eine bessere Kondition, robuste Knochen, bewegliche Gelenke und ein starkes Herz«, sagen Miia Kivipelto und ihr Team vom Karolinska Institut in Stockholm, Schweden, die mit der FINGER-Studie herausfinden wollen, ob die gleichzeitige Veränderung mehrerer Risikofaktoren dazu in der Lage ist, die geistige Fitness zu bewahren.[118]

Neuer Schwung fürs Denken

Golf zählt zu den Sportarten, die gleich mehrere Fähigkeiten trainieren: Motorik, Koordination und auch höhere Hirnleistungen wie Entscheidungsfindung und Orientierung. Dies bestätigt das sportmedizinische Institut der Universität Paderborn. Schon seit Jahren ist die Arbeitsgruppe »Exercise & Brain« unter der Leitung von Dr. Jochen Baumeister weltweit führend, wenn es um wissenschaftliche Erkenntnisse rund um das Thema Golf und Gehirn geht. Die Forscher versuchen, die Gehirnaktivitäten während des Golfens zu entschlüsseln. Ende 2011 konnten sie beweisen, dass gute Golfer ihr Arbeitsgedächtnis effizienter nutzen als Leute, die nicht Golf spielen.[119]

»Dies kann in Zukunft helfen, Möglichkeiten der Trainingsoptimierung zu finden, aber auch Hilfestellungen hinsichtlich eines gesundheitlichen Nutzens zu erhalten«, so Dr. Baumeister, der in diesem Zusammenhang auch mögliche Anwendungsfelder vorstellte. Dazu gehört u. a. ein Projekt zur Demenzprävention, in dem die Sportart Golf eine wichtige Rolle spielt.

Auch die beiden Wissenschaftler Lutz Jäncke und Ladina Bezzola vom Psychologischen Institut der Universität Zürich sind beeindruckt von den positiven Wirkungen des Golfens. Ihre Untersuchungen konnten belegen: Ein regelmäßiges Golftraining ruft ein deutliches Wachstum der grauen Hirnsubstanz hervor. Und zwar v. a. in den Hirnarealen, die beim Lernen von motorischen Fertigkeiten und für das Zusammenspiel von Auge und Motorik wichtig sind.[120]

Zu einem ähnlichen Ergebnis kamen auch Forscher des Department of Sports der Chung-Ang Uniklinik Seoul sowie des Department of Psychiatry des Seoul National University Hospital, beide in Korea. Sie konnten feststellen, dass es durch den Golfschwung zu einer Gehirnvernetzung vom Kleinhirn zum Großhirn kommt.[121] Doch bei all den Auswirkungen auf das Gehirn hat das Golfspielen einen ganz entscheidenden Nutzen für den Körper: Eine 18-Loch-Runde erfüllt die wöchentlichen Bewegungsempfehlungen der WHO. Und auch als Ausgleich für Belastung und Stress ist der Golfsport hervorragend geeignet: frische Luft in Kombination mit moderater Bewegung und mentaler Durchlüftung.

Gehirnspaziergang – Gehtipps für ein schlaues Gehirn

Bewegung ist wichtig, um die Durchblutung des Gehirns anzuregen, Stresshormone abzubauen und neue Nervenzellen zu bilden. Wer täglich viele Schritte zurücklegt, hat damit schon viel erreicht. Denn laut Prof. Caterine Tudor-Locke vom Physical Activity and Health Lab der Universität Massachusetts, USA, sollten wir am Tag mehr als 5000 Schritte zurücklegen, um das Demenzrisiko zu senken.[122] Die

WHO empfiehlt das Doppelte – eine Schrittzahl, die aber durchaus zu schaffen ist, wenn man betrachtet, dass beispielsweise ein Golfer zwischen dem Gang zum ersten Abschlag und dem Verlassen des 18. Grüns im Schnitt 13 330 bzw. 16 670 Schritte zurücklegt. Umgerechnet entsprechen diese 10 000 Schritte übrigens einer Strecke von sechs bis acht Kilometern. Die müssen nicht zwingend auf dem Golfplatz zurückgelegt werden. Es hilft auch schon, öfter die Treppe statt den Aufzug zu benutzen, eine Station früher aus dem Bus auszusteigen oder in der Mittagspause einen kleinen Spaziergang einzuplanen. So kommen Sie bis zum Abend problemlos auf das empfohlene Pensum. Wenn Sie ein paar Übungen in Ihren »Gehirnspaziergang« integrieren, profitieren Ihre grauen Zellen noch mehr.

Merken Sie sich beispielsweise zehn Wörter aus der Umgebung. Also beispielsweise Baum, Parkbank, Hund, Zeitung … und diese verknüpfen Sie im Anschluss zu einer Geschichte. Oder bilden Sie während des Gehens Assoziationsketten zur aktuellen Jahreszeit: Frühling, Tulpen, Schmetterlinge …

Warum junge Hüpfer besser denken können

Laufen, rennen, auf Bäume klettern: Kinder haben einen natürlichen Bewegungsdrang. Und das ist auch gut so. Denn gerade in jungen Jahren ist das Gehirn noch in der Entwicklungsphase und profitiert von körperlicher Aktivität. Eine schwedische Studie mit Tausenden 18-Jährigen konnte einen Zusammenhang zwischen körperlicher und geistiger Fitness belegen. Im Klartext: Wer sich in jungen Jahren viel bewegt, kann auch leichter lernen.[123] Wissenschaftler um Maria Åberg von der Sahlgrenska-Akademie der Universität Göteborg und dem Sahlgrenska-Universitätsklinikum, Schweden, vermuten, dass der Hippocampus – also die Region, die man auch Tor zum Gedächtnis nennt – sehr empfindlich auf Bewegung, bestimmte Geschwindigkeiten und gleichmäßige Rhythmen reagiert. Dass sich Kinder tatsächlich besser konzentrieren können, wenn sie sich zwischendurch immer wieder bewegen dürfen, zeigen zahlreiche Untersuchungen – und auch Lehrer bestätigen das. So gibt es bereits an einigen Grundschulen das Unterrichtsfach »Brain Fitness«. Beim Gehirntraining werden im Unterricht Denk- und Bewegungsaufgaben kombiniert. So lösen die Kinder Rechenaufgaben und hüpfen dabei einen Parcours entlang. Die Kombination aus Bewegung und Denken hilft sowohl bei der Konzentration als auch bei der Stressregulation.

Bewegung macht schlau

- **Klettern** fördert die neuronale Vernetzung im Gehirn. Außerdem setzen selbst gewählte Bewegungen und Herausforderungen, verbunden mit dem Wunsch, sie zu meistern, im Gehirn besonders viel Dopamin frei. Ein Botenstoff, der die Aufmerksamkeit verbessert und hilft, Lernerfahrungen besser im Gehirn zu verankern.
- **Trampolinspringen** stärkt das Gedächtnis, weil das Gehirn durch die rhythmische Bewegung den Botenstoff BDNF (s. S. 19) ausschüttet, der das Wachstum von Nervenzellen und ihre Vernetzung anregt. Es wird neues Hirngewebe gebildet, das die Gedächtnisleistung und die Lernfähigkeit unterstützt.
- **Ballspielen** trainiert das räumliche Vorstellungsvermögen, die Wahrnehmung und auch die Reaktionsschnelligkeit. Das liegt daran, dass beide Gehirnhälften und der ganze Körper aktiv sind. Die Fähigkeit, Spielentscheidungen zu treffen, wirkt sich zudem positiv auf planerische Fähigkeiten, Eigeninitiative und Zielstrebigkeit aus.

- **Radfahren** verbessert das Erinnerungsvermögen. Durch die koordinierten Bewegungen von Armen und Beinen werden Informationen im Arbeitsgedächtnis effizienter verarbeitet. Das Arbeitsgedächtnis ist für unterschiedliche Aufgaben rund ums Einprägen von Informationen zuständig.
- **Reiten** wirkt sich positiv auf das Lösen von Aufgaben und die Gedächtnisleistung aus. Durch die dreidimensionale Bewegung des Pferdes werden die Vibrationen auf den Reiter übertragen. Diese aktivieren das sympathische Nervensystem, das den Körper auf mentale Anforderungen vorbereitet.
- **Ballett** und auch andere Tänze unterstützen das räumliche Vorstellungsvermögen und logische Denken. Denn von den ständigen Drehungen profitiert nicht nur der Orientierungssinn, sondern auch die Aufnahmefähigkeit.

Tanzen ist die beste Medizin

Ob Salsa, Tango oder Zumba: Wer sich regelmäßig im Takt der Musik bewegt, senkt sein Demenzrisiko um bis zu 76 Prozent. Dies ergab eine Langzeitstudie am Albert Einstein College of Medicine in New York.[124] Dies bestätigen die Neurowissenschaftler Dr. Julie F. Christensen und Dr. Dong-Seon Chang. Weil beide selbst begeisterte Tänzer sind, haben sie über ihre liebste Freizeitbeschäftigung ein Buch geschrieben.[125] Und natürlich deren Auswirkung auf unser Gehirn. »Durch das Tanzen werden ganz viele Fähigkeiten gleichzeitig beansprucht: die Motorik sowie sämtliche Wahrnehmungsprozesse wie Sehen, Hören, Riechen, zugleich auch die Raumwahrnehmung, die Koordination und das Gleichgewicht«, schwärmt Christensen. Gleichzeitig wirken die Musik und die Bewegungen dazu auch auf emotionale sowie soziale Bereiche in unserem Gehirn ein. Dieses Zusammenspiel lässt nachweislich neue Gehirnzellen wachsen, bestätigt auch Prof. Notger Müller von der Universitätsklinik für Neurologie in Magdeburg. Er stellte bei tanzenden Senioren eine Volumenzunahme in den Gehirnbereichen fest, die normalerweise im Alter schrumpfen: im cyngulären Cortex, der für komplexe Bewegungen zuständig ist, und dem Gyrus frontalis medius sowie temporalis – beide im Frontallappen der Großhirnrinde angesiedelt und verantwortlich für Aufmerksamkeit und Gedächtnis. Zudem wurde im Blut der tanzenden Senioren ein erheblicher Anstieg des Nervenwachstumsfaktors BDNF (s. S. 19) nachgewiesen. Dieser ist u. a. für das Langzeitgedächtnis und die Neubildung von Nervenzellen zuständig. Für diesen Effekt genügten bereits 1,5 Stunden Tanz – zweimal wöchentlich für sechs Monate. Nach zwölf Monaten konnten die Magdeburger Forscher einen deutlichen Vorteil bei der Gedächtnisleistung feststellen.[126]

Wer immer noch versucht, seinen Partner für einen Tanzkurs zu begeistern, sollte wissen, dass Tanzen glücklich macht. Bei manchen Menschen wirkt es sogar ähnlich euphorisierend wie ein Rauschmittel, glaubt die Neurologin Valorie Salimpoor von der kanadischen McGill Universität. In ihren Untersuchungen stieg der Spiegel des Stimmungsaufhellers Dopamin durch die Beschallung mit Musik – also Klassik, Rock, Punk und Techno – um 21 Prozent.[127] Dieser Effekt dürfte in dieser Studie aber wahrscheinlich eher bei der jüngeren Generation zu beobachten sein. Wie auch immer: Das menschliche Gehirn bleibt durch die oben beschriebene Neuroplastizität ein Leben lang fähig zu wachsen und zu lernen. Es ist also nie zu spät, mit dem Tanzen anzufangen.

Neuronales Training – Übungen für Kopf und Muskeln

Der deutsche Fußballweltmeister Mario Götze oder Deutschlands schnellste Frau Gina Lückenkemper schwören auf das sogenannte Neuroathletiktraining Einer der führenden Experten auf diesem Gebiet ist Sportwissenschaftler Lars Lienhard. In seinem Buch *Training beginnt im Gehirn* erklärt er, wie beispielsweise mit speziellen Dehnübungen die Nervenbahnen vom Körper zum Gehirn intakt gehalten werden können.[128] Wichtig im Neuroathletik-Training ist auch das Aufheben von Asymmetrien und Dysbalancen im Körper. »Unsere Körperhälften werden separat vom Gehirn gesteuert und koordiniert, daher ist gezieltes Training der ›schwächeren Seite‹ – bei Rechtshändern z. B. die linke Hand – meist hilfreich«, so Lienhard. Beim neuronalen Training geht es v. a. darum, Muskeln und Gehirn miteinander zu verbinden. Das funktioniert durch Bewegungen, die nicht alltäglich sind und unsere volle Konzentration benötigen. Trainiert werden dann sowohl die Aufnahme von Informationen und deren Weiterleitung an das zentrale Nervensystem sowie das Ansteuern und die darauffolgende Anspannung der Muskeln.

Probieren Sie doch einfach mal folgende Übung aus: Stellen Sie sich aufrecht hin, Beine und Füße stehen eng zusammen, der Blick geradeaus. Die Arme befinden sich entspannt neben dem Körper. Nun 3 bis 5 Sekunden halten und ruhig weiteratmen. Dann die Augen schließen und ruhig bis 10 zählen. Sie werden vielleicht merken, wie schwer es fällt, die Balance zu halten, wenn Beine und Füße eng beisammenstehen. Mit dem zusätzlichen Schließen der Augen fällt der visuelle Reiz weg – das Gehirn ist viel mehr gefordert, weil weniger Informationen zur Verfügung stehen. Wer es anspruchsvoller möchte, kann mit geschlossenen Augen einen Zungenbrecher aufsagen. Etwa 500 Muskeln werden dabei in wenigen Millisekunden gefordert. Lienhard empfiehlt auch ein regelmäßiges Augentraining.

»Die Augenmuskeln gehören neben dem Herzen zu den wichtigsten bewegungssteuernden Muskeln im Körper. Aber kaum einer trainiert sie.« Es genügt schon, die Augen kreisen zu lassen oder den Finger anzuschauen, wie er langsam immer näher Richtung Nase geführt wird, sodass sich die Augen kreuzen müssen. »Das sind dann quasi Liegestützen für die Augen«, sagt der Sportwissenschaftler.

Kapitel 10

Fasten – heilsamer Verzicht für Körper und Geist

Wer ab und zu fastet, tut nicht nur seinem Körper, sondern auch seinem Gehirn einen Gefallen. Denn Forscher stellen verblüfft fest, welch starke Effekte ein Nahrungsverzicht auf unseren Körper hat. In den vorigen Kapiteln haben Sie schon viele Möglichkeiten kennengelernt, um Ihr Gehirn in Topform zu bringen: viel Schlaf, weniger Stress, keinen Zucker, reichlich Omega-3-Fettsäuren, möglichst viel darmgesundes Gemüse und natürliches ein gesundes Maß an Bewegung und Geselligkeit. Das Zusammenspiel all dieser vermeintlichen Kleinigkeiten ist entscheidend. Eine wichtige Stellschraube, an der Sie drehen können, fehlt aber noch: das Fasten. Schließlich beschäftigen sich Wissenschaftler seit Längerem ausführlich mit dem Nahrungsverzicht. Und sind dabei überrascht von der enormen Wirkkraft.

Fasten verbessert das Gedächtnis

Wissenschaftler glauben, dass in diesem Zustand der Ketose – so nennt man den Zustand, wenn der Körper beginnt, die Fettreserven abzubauen – nicht nur Entzündungen im Körper reduziert werden, sondern auch neue Nervenzellen gebildet werden. Der Grund: Der entstehende Brennstoff Keton beteiligt sich statt der fehlenden Glucose an der Energieversorgung des Gehirns. Dieser »Supertreibstoff« steigert die Produktion von neurotrophen Faktoren, die für das Lernen entscheidend sind. Das National Institute on Aging in Baltimore konnte zudem nachweisen, dass sich beim Fasten neue Gehirnzellen bilden, und zwar aus Stammzellen. »So könnte das Fasten auch vor einem Abbau der Geisteskraft und eventuell auch bei Alzheimer und Parkinson helfen«, glauben die Forscher um Mark P. Mattson, mittlerweile Professor für Neurowissenschaften an der Johns Hopkins Universität.[129, 130]

Der zeitweise Nahrungsverzicht ist nach Ansicht von Ärzten eines der wirksamsten Anti-Aging-Mittel – sowohl für den Körper als auch für den Geist. Denn in der kalorienfreien Zeit aktiviert der Körper sogenannte Sirtuine. Diese Enzyme sorgen dafür, dass Zellen gewartet und sozusagen »instand gesetzt« werden. Für diese Regenerationsprozesse bleibt natürlich keine Zeit, wenn der Körper die meiste Zeit des Tages mit der Verdauung üppiger Speisen beschäftigt ist. Das bedeutet: Eine regemäßige Nahrungskarenz wirkt quasi wie eine Frischekur für die Körperzellen – auch für jene im Gehirn.

Langsamer altern dank der Sirtuine

Sirtuine sind übrigens das neue Anti-Aging-Food, das gerade intensiv erforscht wird. Denn sie können nachweislich dabei helfen, Alterungsprozesse im Körper und auch im Gehirn zu bremsen. Wissenschaftler haben im menschlichen Organismus mittlerweile sieben Vertreter der Sirtuine identifiziert, die in der Forschung als »Sirt1«

bis »Sirt7« (Sir oder Sirt = *silent information regulation)* bezeichnet werden. Sie befinden sich in allen Körperzellen, und dort wiederum in verschiedenen Bereichen – im Zytoplasma, in den Mitochondrien und auch im Zellkern. Sirt1 wirkt beispielsweise im Zellkern und verbessert u. a. Gehirnfunktion, Aufmerksamkeit und Konzentration. Sirt2 wirkt hauptsächlich in den Neuronen des Gehirns und spielt vermutlich eine wichtige Rolle bei Zellkernteilung und Alterung. Aktiviert werden die Sirtuine durch Fastenphasen und einen niedrigen Insulinspiegel. Neue Studien beweisen, dass offenbar auch bestimmte sekundäre Pflanzenstoffe in der Lage sind, Sirtuine zu aktivieren und zu unterstützen.[131] Dazu zählen vor allem Resveratrol, ein sekundärer Pflanzenstoff, der vor allem in der Schale von Weintrauben bzw. Rotwein, aber auch in dunkler Schokolade und grünem Tee enthalten ist (s. S. 90).[132]

Sirtuin-Aktivatoren in Lebensmitteln

Sirtuin-Aktivator	Lebensmittel
Allicin	Knoblauch
Anacardsäure	Cashewkerne
Anthocyan	Heidelbeeren, Himbeeren, Auberginen
Capsaicin	Chili
Catechine	grüner/schwarzer/weißer Tee, Matcha-Pulver, Bitterschokolade, Äpfel, Aprikosen, Kirschen, Pflaumen, Bohnen
Cumarin	Zimt, Tonkabohne
Curcumin	Kurkuma-Wurzel
Epigallocatechingallat (EGCG)	grüner Tee
Glukoraphan/ Sulforaphan	alle Kreuzblütlerpflanzen wie Brokkoli und Blumenkohl

Hesperidin	Zitrusfrüchte, v. a. Orangen
Indol-3-Carbinol	grünes Gemüse, Kohl
Isoflavone	Sojabohnen und -produkte (z. B. Sojadrink, Tofu, Miso, Tempeh), Bohnen, Erbsen
Isoliquiritigenin	Süßholzwurzel (Lakritze)
Isothiocyanat	Rettich, Kohl
Kaffeesäure	Kaffee
Naringenin	Zitrusfrüchte, v. a. Grapefruit
Phloretin	Äpfel
Piceatannol	Rotwein, Trauben, Erdnüsse
Protocatechusäure	Olivenöl
Quercetin	Äpfel, rote Trauben, Zitrusfrüchte, Brokkoli, Zwiebeln, Liebstöckel, Kapern
Resveratrol	Rotwein (in der Haut roter Weintrauben), Heidelbeeren, Erdbeeren und Himbeeren, Kakao/Bitterschokolade, grüner Tee, Erdnüsse

Ghrelin fördert die Denkleistung

Warum zeitweiliges Hungern für das Gehirn einen enormen Vorteil haben kann, haben im August 2019 auch britische Wissenschaftler von der Swansea Universität, Wales, gezeigt. Genau genommen ist dafür das Hungerhormon Ghrelin verantwortlich. Dies reguliert den Appetit und fördert nach Ansicht von Dr. Jeffrey Davies auch das Wachstum neuer Hirnzellen. Darüber hinaus soll Ghrelin die Zellen vor zerstörerischen Umwelteinflüssen schützen und so deren Alterung verlangsamen.[133]

Viele Untersuchungen der Forschergruppe deuten darauf hin, dass das bei Hunger im Magen produzierte Hormon die Denkleistung fördern kann. Spritzt man beispielsweise Mäusen Ghrelin, schneiden sie in Lern- und Erinnerungstests besser ab. »Und im Gehirn lassen sich vermehrt neuronale Verschaltungen nachweisen«, erklärt Dr. Jeffrey Davies. Auch in der Petrischale konnte die Forschungsgruppe der Swansea Universität die Effekte des Hormons zeigen. Unter dem Einfluss des Ghrelins teilen und vervielfachen sich Hirnzellen. Verantwortlich dafür war ein aktivierter Wachstumsfaktor, der die Neurogenese stimulierte.[134, 135]

Fasten macht froh

Beim Fasten kommt es nach einigen Tagen zum sogenannten Fasten-High. Dies löst eine wissenschaftlich belegte angstmildernde und antidepressive Wirkung aus. Vermutlich ist dies eine evolutionsbedingte Anpassung, um in Hungerperioden leistungsfähig zu bleiben und bei der Nahrungssuche nicht zu verzweifeln. Wissenschaftler glauben, dass Fasten dabei ähnlich wie ein Antidepressivum wirkt. Um einen Mangel an Aminosäuren bzw. v. a. an der Aminosäure Tryptophan (einer Vorstufe des Serotonins) auszugleichen, verringert das Nervensystem die Anzahl der Serotonintransporter an den Synapsen. So steigen an den Nervenendigungen Konzentration, Verweildauer und auch die Wirkung des Glücksbotenstoffs Serotonin. Und mit ihm natürlich auch die Stimmung.

Fasten ist gut für …

- **das Herz**: Ernährungswissenschaftler der Uni Alabama haben herausgefunden, dass Intervallfasten den Blutdruck senkt und so das Risiko für Folgekrankheiten wie Herzinfarkt verringert wird.
- **die Blutfette**: Cholesterin und Triglyceride werden nachweislich in Richtung Optimalwert gelenkt.

- **den Darm**: Um gute Darmbakterien aufzubauen, braucht der Körper nicht nur probiotische Lebensmittel wie Joghurt, sondern auch Ruhephasen.
- **die Lebensdauer**: Durch die längeren Pausen zwischen den Mahlzeiten werden Reparaturmoleküle in den Zellen aktiviert. Diese sogenannten Sirtuine verlangsamen den Alterungsprozess.
- **das Immunsystem**: Die Fastenperioden geben dem Körper Zeit, Immunzellen ab- und neue aufzubauen.

Intervallfasten wirkt am besten

Eine relativ neue Fastenmethode ist das sogenannte Intervallfasten. Dabei handelt es sich um einen Wechsel zwischen Nahrungsaufnahme und kurzen Fastenperioden. Man kann z. B. fünf Tage normal essen und zwei Tage fasten – das sogenannte 5:2-Intervallfasten. In Bezug auf den Gehirnstoffwechsel ist jedoch das 16:8-Intervallfasten interessanter: Dies bedeutet im Detail, dass nur innerhalb eines bestimmten Zeitfensters von 8 Stunden gegessen werden darf und die restliche Zeit des Tages (also 16 Stunden) gefastet wird. Auf diese Weise ist es nach Ansicht von Wissenschaftler Mark P. Mattson des National Institute on Aging in Baltimore möglich, die Neurogeneserate im Gehirn zu steigern. V. a. in Kombination mit Bewegung, wie Mattson 2018 in seiner aktuellen Studie betont. »Durch den wiederholten Wechsel zwischen der Ketose (Fasten und/oder Bewegung) und einer Erholungsphase (Essen, Ruhen und Schlafen) kann die Gehirnfunktion und auch seine Belastbarkeit während der gesamten Lebensdauer optimiert werden.«[136,137]

Wichtig ist aber, die Essens- bzw. Fastenphasen so zu legen, dass Sie energiegeladen den Tag bestreiten können. Wer beispielsweise um 7 Uhr frühstückt, darf um 15 Uhr die letzte Mahlzeit des Tages einnehmen. Dies führt eventuell zu unerwünschten Energieeinbrüchen, die für eine optimale Gehirnleistung nicht förderlich sind. Besser ist es, das Frühstück etwas hinauszuzögern, um dann – je nachdem, wie Ihr Arbeitstag aussieht – vielleicht doch noch um 17 Uhr etwas essen zu können. Und keine Sorge, Ihnen wird nicht ständig der Magen knurren. Der Körper braucht höchstens eine Woche für die Umstellung auf längere Essenspausen. Besonders leicht fällt das Intervallfasten übrigens, wenn Sie über Nacht fasten. Essen Sie also beispielsweise abends um 19 Uhr die letzte Mahlzeit und verzichten Sie anschließend bis zum nächsten Vormittag um 11 Uhr aufs Essen, dann haben Sie es schon geschafft.

Schlau mit dem 16:8-Prinzip

Das Geniale an der 16:8-Methode: Durch das relativ große Zeitfenster können Sie Ihre Essenszeiten ganz flexibel gestalten. Probieren Sie aus, was am besten für Sie passt. Viele frühstücken ohnehin nur aus Gewohnheit. Wer also morgens keinen echten Hunger hat, sollte dies nutzen und erst um 12 Uhr die erste Mahlzeit zu sich nehmen. Dann beginnt das achtstündige Zeitfenster, in dem Sie bis 20 Uhr zwei oder drei Mahlzeiten essen dürfen. Achten Sie dabei auf einen Abstand von jeweils vier Stunden. Wer ohne Frühstück (um 7 Uhr) nicht in den Tag starten kann, verzichtet stattdessen schon ab 15 Uhr (spätestens ab 16 Uhr) auf jegliches Essen, um bis zum nächsten Morgen auf 16 Stunden Fastenzeit zu kommen.

Tipps für erfolgreiches 16:8-Intervallfasten

- **Frühes Abendessen:** Essen Sie früh zu Abend und gehen Sie zeitig ins Bett. Spätestens nach dem dritten Tag werden Sie morgens keinen Hunger mehr haben.
- **Essenspausen steigern:** Beginnen Sie nicht gleich mit einer Fastenphase von 16 Stunden, sondern tasten Sie sich allmählich heran. Eine zwölfstündige Essenspause schafft jeder. Steigern Sie sich täglich um eine Stunde.
- **Richtig trinken:** Trinken Sie viel und regelmäßig, besonders während der Essenspausen. Ein warmer Tee oder eine Gemüsebrühe verschaffen sofort Abhilfe, wenn der kleine Hunger kommt.
- **Kaffee meiden:** Wenn Sie bisher regelmäßig täglich Kaffee getrunken haben, kann es passieren, dass Sie einige Tage unter Koffeinentzug leiden. Wer Kopfschmerzen und Übelkeit vermeiden will, sollte schon zehn Tage vor Beginn des Fastens den Kaffeekonsum langsam reduzieren.
- **Bewegen Sie sich:** Intervallfasten ist kein Grund, auf Sport zu verzichten. Viele Menschen glauben, dass sie sich schonen müssten. Das Gegenteil ist der Fall. Nährstoffe gelangen fixer an ihren Bestimmungsort, wenn Stoffwechsel und Blutkreislauf in Schwung kommen.

Kapitel 11

Gehirnjogging – Training für den Kopf

Logisches Denken, ein besseres Gedächtnis oder die Fähigkeit, möglichst lange konzentriert arbeiten zu können – mit speziellen Gehirnjogging-Programmen lässt sich die kognitive Fitness tatsächlich steigern. Doch ob und v. a. wie effektiv solche Programme sind, darüber diskutieren Experten. Denn es gibt unzählige von ihnen, beispielsweise als Trainings-App, als Denksport-Computerspiel wie Schach, Sudoku oder Brain-Jogging, und natürlich Onlinekurse, die zu einem besseren analytischen Denken verhelfen sollen.

Was Denksport wirklich bringt

Ob und in welcher Dosis sogenanntes Gehirnjogging überhaupt wirkt, konnten Studien bisher noch nicht eindeutig belegen. Wissenschaftler des Max-Planck-Instituts für Bildungsforschung in Berlin sind aber optimistisch. In ihrer Untersuchung absolvierten rund 200 Menschen im Alter zwischen 20 und 31 sowie 65 bis 80 Jahren 100 Tage lang ein Gehirntraining am Computer. Festgestellt wurde eine deutliche Steigerung der kognitiven Fähigkeiten – und zwar gleichermaßen bei Jung und Alt. »Durch effektives Gehirntraining lässt sich die Kapazität des Arbeitsgedächtnisses vergrößern«, sagt Florian Schmiedeck, Mitautor der o. g. Cogito-Studie.[138] Daneben ist in jedem Fall ein gesunder Lebensstil entscheidend. Das bedeutet: Wer körperlich aktiv ist und soziale Kontakte pflegt, hat bessere Chancen, geistig lange fit zu bleiben. Auch Kollege Prof. Dr. Martin Korte, Neurobiologe an der Technischen Universität Braunschweig, ist überzeugt, dass es v. a. die vielseitig interessierten Menschen sind, die bis ins hohe Alter mental wach bleiben. In seinem aktuellen Buch *Hirngeflüster* schreibt er: »Die bei Weitem effektivste Art, die Leistungsfähigkeit des Gehirns zu steigern, sind nicht Sudoku oder Kreuzworträtsel oder Gehirnjogging-Apps, sondern die Stärke des Arbeitsgedächtnisses. Und die lässt sich v .a. durch Achtsamkeit steigern.«[139]

Die Kraft der Meditation

Die empfohlene Achtsamkeit lässt sich am besten mithilfe von Meditation trainieren. »Und zwar jene, die uns dazu bringt, lange etwas Bestimmtes zu fokussieren. Egal ob es etwas Fiktives, das vor dem inneren Auge entsteht, oder die eigene Atmung ist«, erklärt Prof. Korte und empfiehlt folgende Meditation: Setzen Sie sich aufrecht hin, legen Sie die Hände auf die Oberschenkel und schließen Sie die Augen. Konzentrieren Sie sich auf die Atmung und folgen Sie den Atembewegungen durch den Körper, in den Bauch hinein und aus der Nase heraus. Konzentrieren Sie sich dabei auf Ihre Bauchdecke, nicht mehr auf die Atmung selbst. Nach 5 Minuten beenden Sie die Fokussierung und schalten auf Beobachten um: Stellen Sie sich Ihren Geist als offenen Himmel vor und Ihre Gedanken und Gefühle als Wolken, die am Himmel entlangziehen. Konzentrieren Sie sich nun 5 Minuten auf Ihre Wahrnehmungen: Was riechen Sie, was hören Sie, wohin schweifen Ihre Gedanken? Nun öffnen Sie die Augen und nehmen Ihre Umgebung wahr.

Die besten Tipps für ein fittes Gedächtnis

- **Hörtest machen:** Eine Metaanalyse des Neuropsychologen David Loughrey vom Trinity College in Dublin hat gezeigt: Wer schlecht hört, muss sich ständig anstrengen, um Gesprächen zu folgen. Diese Mehrarbeit im Gehirn führt laut Studien dazu, dass Kapazitäten in anderen Bereichen fehlen: Das Kurzzeitgedächtnis wird beeinträchtigt, auf Dauer erhöht sich auch das Demenzrisiko. Umgekehrt stärkt ein Hörgerät prompt die Hirnleistung wieder.[140]
- **Zähne pflegen:** Mehrere Studien belegen, dass eine chronische Zahnfleischentzündung negative Auswirkungen auf den Hirnstoffwechsel hat. So konnten Eiweißablagerungen zwischen den Nervenzellen, die Alzheimerdemenzen begünstigen, verstärkt nachgewiesen werden. Außerdem erhöhen sich bei Parodontitis-Patienten die Entzündungsmarker im Blut – und das hat ebenfalls negative Auswirkung auf die Hirngesundheit. Die Anzahl der eigenen Zähne scheint ebenfalls einen Einfluss zu haben, so eine neue japanische Langzeitstudie mit 1600 Teilnehmern. Bei Senioren, die noch mehr als 20 Zähne hatten, war das Demenzrisiko deutlich niedriger als bei Gleichaltrigen mit weniger intaktem Gebiss.[141]
- **Fernsehzeiten verkürzen:** Zu lange vor dem Fernseher zu sitzen scheint nicht nur für Kinder und Jugendliche schädlich zu sein. Eine Langzeitstudie des University College London konnte belegen, dass Menschen über 65 Jahre, die mehr als 3,5 Stunden pro Tag vor dem Fernseher saßen, nach sechs Jahren ein etwa zehn Prozent schlechteres verbales Gedächtnis hatten als früher. Die Einschränkungen von Studienteilnehmern, die weniger konsumierten, waren geringer.[142]

So trainieren Sie Ihr Gedächtnis

Sei es bei einer größeren Einladung, einem Geschäftsmeeting oder beim ersten Arbeitstag im neuen Job: Stellen sich uns mehr als fünf unbekannte Personen mit ihrem Namen vor, haben wir diese meist schon ein paar Minuten später wieder vergessen. Kommt Ihnen das bekannt vor? »Was hier zu großen Teilen versagt, ist das Kurzzeitgedächtnis«, erklärt Dr. Daniel Schneider, der sich am Leibniz-Institut für Arbeitsforschung an der TU Dortmund mit dem Arbeitsgedächtnis befasst. Das Kurzzeitgedächtnis kann nach aktuellen Theorien höchstens vier neue Dinge auf einmal behalten – und meist nur für Sekunden.[143] Das ihm vorgelagerte Ultrakurzzeitgedächtnis erfasst alle sensorischen Reize, bewahrt sie allerdings für weniger als eine Sekunde. Nur das nachgelagerte Langzeitgedächtnis kann unbegrenzt Informationen speichern (s. S. 15). Doch wie schafft man es, diese Namen genau dort abzuspeichern? Indem man sein Gedächtnis trainiert. Dass dies tatsächlich funktioniert, beweist Gedächtnistrainerin Christiane Stenger. Sie begann bereits im Alter von 10 Jahren mit dem Gedächtnissport, heute schreibt sie Bücher und hält Vorträge darüber, wie man lernt, sich Dinge besser zu merken.[144, 145]

»Wer Neues lernen möchte, sollte es in Schubladen legen oder die Information wie in einer Bücherei in die richtigen Regale einordnen. Z. B. mit der sogenannten Routentechnik: Die haben schon die Griechen und Römer vor mehr als 2000 Jahren angewendet, um vor Menschen lange frei sprechen zu können«, erklärt Stenger. Diese Routentechnik oder »Loci-Methode« (lateinisch *locus* = Ort) hilft dabei, sich abstrakte Begriffe (für einen Vortrag) oder Gegenstände (für eine Einkaufsliste) zu merken. Hierbei versucht man, Informationen gedanklich mit inneren Bildern zu verknüpfen. Zunächst überlegt man sich im Geiste eine feste Wegroute, beispielsweise durch die eigene Wohnung oder die bekannte Strecke zur Arbeit. Man startet beispielsweise an der Wohnungstür und schreitet die Wohnung in einer bestimmten Reihenfolge ab, Zimmer für Zimmer. Unterwegs sucht man sich markante Punkte aus. Einen Stuhl oder die Kommode im Flur z. B. Diese Routenpunkte verknüpft man mit den Begriffen, die man sich merken möchte.

Bei einer Einkaufsliste könnte das etwa so ablaufen: Die Tomaten klingeln an der Tür und sagen, wir wollen jetzt einkaufen gehen. Auf dem Stuhl ist dann die Milchtüte, die den Stuhl als Trampolin benutzt. Wenn man Joghurt kaufen möchte, stellt man sich eben vor, dass die Kommode komplett aus Joghurt besteht.

Eine andere Methode ist die Geschichtentechnik. Hierbei verknüpft man alle Informationen, die man sich merken möchte, zu einer Geschichte. Je verrückter die ist, desto besser merkt sie sich unser Gehirn. Will man sich stattdessen eine mehrstellige Zahl oder Telefonnummer merken, verwandelt man die einzelnen Ziffern in Dinge: Beispielsweise drei Katzen (3) wohnen in einer Villa (1) mit vier Geschossen (4) und streiten sich um einen Napf (1), darin liegen fünf Fische (5) mit sechs Flossen (6).

Trainingsmethode 1: So können Sie sich Namen besser merken

Jedem entfallen zwischendurch immer wieder einmal Namen. Wie hieß noch mal die neue Nachbarin, die sich am Grillfest vorgestellt hat? Und ihr Mann? Gerade wenn sich viele Personen namentlich vorstellen, fällt es schwer, alle zu behalten. Doch es gibt zwei simple Techniken, mit welchen dies problemlos gelingt.

Die erste Methode ist die Wiederholung. Wenn man den Namen mehrmals wiederholt, bleibt dieser besser im Gedächtnis. Dies gelingt am einfachsten im direkten Gespräch: »Ich frage mich, Frau Müller, ob…« , »Was halten Sie davon, Frau Müller, …«

Die zweite Methode ist die 3-Schritte-Gedächtnisstütze. Man verknüpft die Person mit einem Bild, das dann zur Gedächtnisstütze wird. Viele Namen haben schon eine bestimmte Bedeutung oder lassen sich beispielsweise mit einer berühmten Persönlichkeit oder Zeichentrickfigur verknüpfen. Im zweiten Schritt betrachtet man das Gesicht der betreffenden Person und achtet auf besondere Kennzeichen. Sind die Augenbrauen buschig, die Nase lang, oder hat die Person Grübchen in den Backen? Im dritten Schritt verknüpft man den Namen und das mit dem Namen assoziierte Objekt mit dem hervorstechenden Merkmal.

Ein Beispiel: Ihnen wird eine Frau Sanders vorgestellt. Woran erinnert Sie der Name? Vielleicht an einen Sandstrand oder das Sandmännchen? Im zweiten Schritt betrachten Sie das Gesicht von Frau Sanders. Hat sie ihre Haare hochgesteckt, Sommersprossen oder eine hohe Stirn? Verbinden Sie nun in Schritt 3 Namen und Gesicht mit der Verknüpfungsmethode zu einem einprägsamen Bild. Stellen Sie sich die Sommersprossen auf dem Gesicht des Sandmännchens vor. Komisch, aber es hilft Ihnen sicher, sich den Namen einzuprägen.

Trainingsmethode 2: So können Sie sich Zahlen besser merken

Die meisten Menschen tun sich schwer, sich lange Telefonnummern oder Geheimzahlen zu merken. Glücklicherweise kann man das Zahlengedächtnis mit ein paar einfachen Methoden stark verbessern. Z. B., indem man lange Zahlen in Gruppen zusammenstellt. So kann man sich diese leichter merken.

Ein Beispiel: Versuchen Sie sich folgende Zahl in 30 Sekunden einzuprägen: 998341747.

Einfacher geht es in Dreiergruppen: 998. 341. 747. Wenn Sie diese mehrmals laut vorlesen, stehen die Chancen gut, dass Sie sich später daran erinnern. Noch besser gelingt dies, wenn man den Zahlen eine Bedeutung zuweisen kann. Vielleicht haben Sie mit 34 Ihr erstes Kind bekommen oder sind im Jahr 1998 umgezogen? Es gibt zahlreiche Möglichkeiten, zu Zahlenkombinationen einen persönlichen Bezug herzustellen. Z. B.: Geburtsdaten, Adressen, persönliche Daten

(z. B. Hochzeitstag), Uhrzeit, zu der Sie etwas Bestimmtes tun, Rückennummer Ihres Lieblingssportlers.

Das Zahlen-Form-System ist eine weitere Methode, sich Zahlen besser zu merken. Es handelt sich hierbei um eine Mnemotechnik, die Zahlen in konkrete Objekte verwandelt, um sie besser visualisieren zu können. Dies kann durch Visualisierung eines Objektes geschehen, dessen Form an die Zahl erinnert: 0 = Ei, 1 = Kerze, 2 = Schwan usw. … Oder auch durch Symbole, deren Bedeutung mit Zahlen assoziiert wird. 0 = leeres Glas, 1 = Sonne (es gibt nur eine Sonne), 2 = Zwillinge, 3 = Dreirad, 4 = Glücksklee, 5 = Hand mit 5 Fingern, 6 = Fliege mit 6 Beinen, 7 = Schneewittchen mit 7 Zwergen, 8 = Spinne mit 8 Beinen, 9 = Schwangere (9 Monate schwanger). Ihre persönliche Zahlen-Symbol-Assoziation müssen Sie natürlich auswendig lernen.

So funktioniert es: Sie haben eine neue PIN für Ihre EC-Karte erhalten und wollen diese auswendig lernen? Die Zahl lautet 4275. Verwandeln Sie die Zahlen zunächst in Bilder. Glücksklee, Zwillinge, Schneewittchen, Hand. Und verknüpfen diese zu einem Gesamtbild. Z. B.: Der Schwan will den Klee fressen, aber Schneewittchen hält die Hand darüber. So merken Sie sich Ihre neue PIN sicher sehr schnell.

Trainingsmethode 3: So können Sie das Arbeitsgedächtnis schulen

Unser Gehirn ist in der Lage, Informationen nicht nur im Kurzzeitgedächtnis zu speichern, sondern diese auch gleichzeitig zu bearbeiten. Man spricht deshalb auch von Arbeitsgedächtnis, das wir nutzen, wenn wir beispielsweise einer Wegbeschreibung folgen oder die Arbeitsschritte eines Kochrezeptes ausführen. Oder im Kopf rechnen. Im Alltag kann es hilfreich sein, wenn unser Arbeitsgedächtnis in Topform ist. Im Schnitt können wir zwischen fünf und neun Informationen gleichzeitig speichern (Zahlen, Begriffe, Muster oder Zusammenhänge). Mit folgenden Übungen lässt sich die Kapazität sogar erweitern:

Übung 1: Stadtplan München

Lesen Sie folgende Wegbeschreibung aufmerksam durch und versuchen Sie anschließend, die Strecke auf der Karte zu finden.

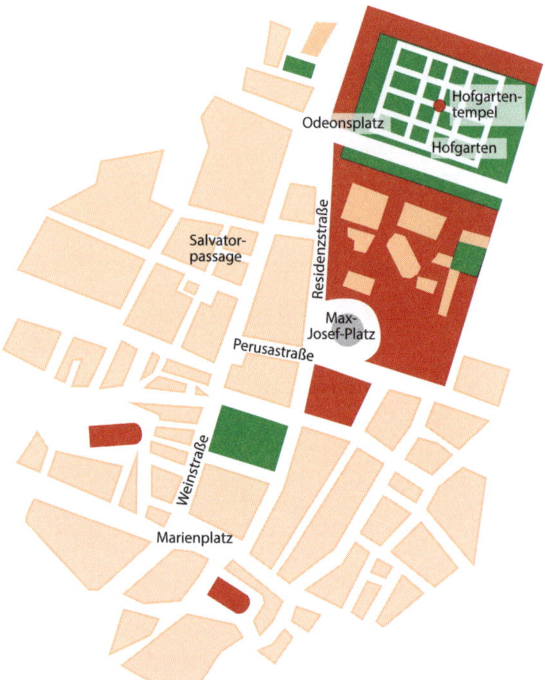

- Sie starten im Süden am Marienplatz und laufen in Richtung Norden die Weinstraße entlang.
- Biegen Sie nun rechts in die Perusastraße ab.
- Dann geht es am Max-Josef-Platz links in die Residenzstraße – bis zum Odeonsplatz.
- Hier betreten Sie rechts den Hofgarten und folgen dem Weg bis zum Hofgartentempel.

Übung 2: Was gehört wohin?

– Sehen Sie sich die abgebildeten Gegenstände 1 Minute an und teilen diese am besten in Kategorien ein. Denn Studien haben gezeigt, dass wir uns geordnete Informationen besser merken können. Wählen Sie dabei Gruppen, die für Sie am meisten Sinn ergeben. Beispielsweise: Dinge, die ich täglich benutze, oder solche, die sich auf dem Dachboden befinden oder die sich in die Kategorie Musik bzw. Sport einordnen lassen. Wichtig ist, dass Sie ein System organisieren, das für Sie am meisten Sinn ergibt.

Es gibt verschiedene Möglichkeiten, Informationen zu ordnen, um sie sich besser merken zu können. Eine Rangliste kann auch alphabetisch, nach Größe, Farbe oder anderen Kriterien organisiert sein.

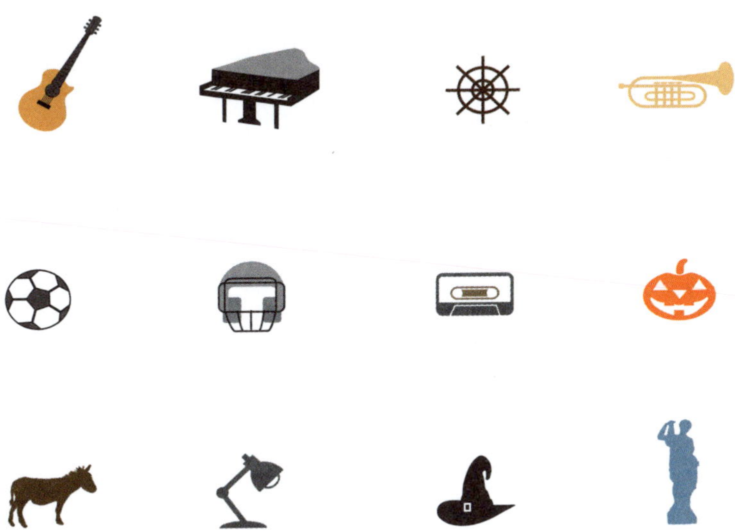

– Decken Sie die Abbildungen nun ab und lösen die folgenden Rechenaufgaben.
46 – ? = 32
10 – (4 x ?) = 2
23 + 3 – ? = 17
(5 x 8) – (5 x ?) = 20

– Wenn Sie die Rechenergebnisse gefunden haben, ordnen Sie die Abbildungen Ihren eigenen Kategorien zu. An wie viele Bilder können Sie sich erinnern?

Übung 3: Doppelt hält besser

Auf diese Weise wird Ihr Erinnerungsvermögen gleich auf zwei Arten trainiert.

– Prägen Sie sich die abgebildeten Begriffe und Abbildungen ein:
Begriffe: Vogel, Erdbeere, Kaffee, Sonnenbrille, Legosteine, Löwe

– Dann lösen Sie die Rechenaufgabe.
(99 – ?) x (22–17) = 88

– Nun listen Sie die Bilder und auch die Begriffe auf, an die Sie sich noch erinnern.

Übung 4: Gedächtnis trainieren

- Merken Sie sich folgende Zahlenreihe: 1.4.3.7.8.9.7.2.
- Nach 5 Minuten sagen Sie, ob die dritte und siebte Zahl identisch sind.

Übung 5: Informationen schnell verarbeiten

Tippen Sie mit dem Finger möglichst schnell und in richtiger Reihenfolge auf die Zahlen 1 bis 90.

32 Z 72 63 G 24 B 74 E 27
I 70 33 T 25 N 66 40 A 28
76 14 R 80 43 I A 37 15 I
E 34 N 5 77 20 M 2 4 90
44 M 30 11 B 3 I 54 I 69
49G 23 T 73 1 N 58 22 G
39 21 48 R 18 46 V 59 K 67
S 53A 12 T 89 47 13 7 E

Geniale Merktechniken für den Alltag

So können Sie sich neues Wissen leichter merken:

1. Kopf frei bekommen: Um konzentriert lernen zu können, hilft es, vorher zur Ruhe zu kommen. Denn Stress blockiert die Aufnahmefähigkeit des Gehirns. Probieren Sie also aus, was Ihnen am besten hilft. Eine Tasse Tee kochen, eine kleine Atemübung ... Wichtig: Schalten Sie das Smartphone und andere piepende Geräte aus. Wenn äußerlich Unruhe herrscht, kommen Sie sicher nicht zur Ruhe.

2. Nicht zu viel vornehmen: Wenn Sie gerade anfangen, eine neue Sprache zu lernen oder eine lernintensive Fortbildung zu machen, sollten Sie sich nicht überfordern. Es ist effektiver, sich jeden Tag 10 Minuten lang zehn Vokabeln einzuprägen, als einmal in der Woche zwei Stunden lang 50 neue Wörter zu büffeln. Ganz nach der Devise: Lieber weniger, dafür regelmäßig lernen.

3. Ohne Wiederholungen geht es nicht: Einmal lernen bringt nichts. Denn nach wenigen Tagen hat man bereits die Hälfte wieder vergessen. Jeder benötigt mehrere Übungsdurchläufe, bis neues Wissen im Langzeitgedächtnis verankert ist.

4. Überblick verschaffen: Lesen Sie nicht gleich das komplette Buch, sondern studieren Sie zuerst einmal das Inhaltsverzeichnis. So können Sie den Stoff sichten und in lerngerechte Häppchen zerlegen.

5. Merken mit der Schlüsselwortmethode: Man nimmt ein unbekanntes Wort und seine Bedeutung und setzt ein bekanntes Wort als Verbindung dazwischen. Will man sich beispielsweise das englische Verb *cough*, »husten«, merken, baut man das bekannte Wort »Großstadt« dazwischen und kann so einen Merksatz damit entwickeln: »Ich wohne in der Großstadt, da ist die Luft so schlecht, dass man permanent hustet.« Hat man erst mal einen guten Satz gefunden, verankert sich die Information so fest im Langzeitgedächtnis, dass man sich viele Wiederholungsrunden erspart.

6. Aufschreiben hilft: Beim Einprägen neuer Fakten und Fremdwörter hilft es, immer wieder Wörter aufzuschreiben oder kleine Zeichnungen zu machen – das Wissen prägt sich über die visuelle und motorische Komponente besser ein. Wichtig: Der Zusammenhang von Lernen und Schreiben gilt v. a. für handschriftliche Notizen. Beim Tippen am Computer ist der Effekt weniger ausgeprägt.

7. Erklären: Wenn man anderen von dem Gelernten erzählt, bemerkt man, was die wesentlichen Punkte des Themas sind, und strukturiert das Wissen beim Reden noch einmal sinnvoller. Außerdem prägt man es sich besser ein. Auch lautes Vorlesen kann das Einprägen erleichtern.

8. Lernen im Biorhythmus: Wir sind nicht den ganzen Tag gleichermaßen lernfähig. Für Neues sind die meisten Menschen morgens bis zum frühen Mittag aufnahmefähig, danach gibt es ein mehrstündiges Tief. Gegen 4 oder 5 Uhr am Nachmittag folgt ein zweites Konzentrationshoch. Besonders fürs Faktenlernen oder Vokabelpauken sollte man in diesen Zeitfenstern bleiben. Wichtig: Menschen, die auch in den späten Abendstunden sehr gut lernen können, sind Ausnahmen. Allen anderen sei geraten, über Nacht Pause zu machen. Studien belegen, dass im Schlaf das tagsüber Gelernte ins Langzeitgedächtnis übergeht.

Kapitel 12

Powerrezepte für Konzentration und geistige Klarheit

Auf den letzten Seiten haben Sie erfahren, welche Ernährungsweise die Hirngesundheit verbessert und das Gedächtnis stärkt. Es gibt eine ganze Reihe von Möglichkeiten, und Sie müssen auch nicht alles umsetzen. Wissenschaftler glauben, dass es schon hilft, wenn Sie nur einen Teil all dieser Erkenntnisse in Ihr Essverhalten einbinden. Also reichlich gute Omega-3-Fettsäuren, wenig Zucker, viele Beeren und darmgesundes Gemüse und natürlich ein gesundes Maß an Wasser, grünem Tee oder Kaffee und dunkler Schokolade.

Für die Schreibtischschublade

Haben Sie auch immer eine süße Notration in der Schublade? Hier kommen ein paar »schlaue« Alternativen zu Schokolade & Co. Sie schmecken nicht nur besonders lecker, ihre Zutaten sind auch so kombiniert, dass sie Ihr Gehirn mit neuer Energie fluten.

1. Powerriegel mit Walnuss, Datteln und Ingwer

Zutaten für ca. 16 Stück:

300 g getrocknete Datteln (entsteint, oder Feigen)
60 g kandierter Ingwer
200 g Walnusskerne
2 EL Kakao-Nibs
4 EL helle Sesamsamen
2 EL natives Kokosöl
1 TL Vanillemark
Öl für die Form

Zubereitung:

1 Datteln bzw. Feigen, Ingwer, Walnüsse und Kakao-Nibs im Blitzhacker oder in der Küchenmaschine zerkleinern.
2 Sesam in einer Pfanne ohne Fett duftend rösten, herausnehmen und abkühlen lassen.
3 Kokosöl, Sesam und Vanillemark zum Rest in den Blitzhacker oder die Küchenmaschine geben und alles nochmals kurz durchmixen, damit sich die Masse gut verbindet.
4 Die Masse mit angefeuchteten Händen in einer geölten, eckigen Form (ca. 18 x 24 cm) verteilen, dabei alles gleichmäßig andrücken. Dann zugedeckt mindestens 1 Stunde kühl stellen und fest werden lassen.
5 Anschließend die Platte auf ein Arbeitsbrett stürzen und in 16 gleichmäßige Riegel (ca. 9 × 3 cm) schneiden.

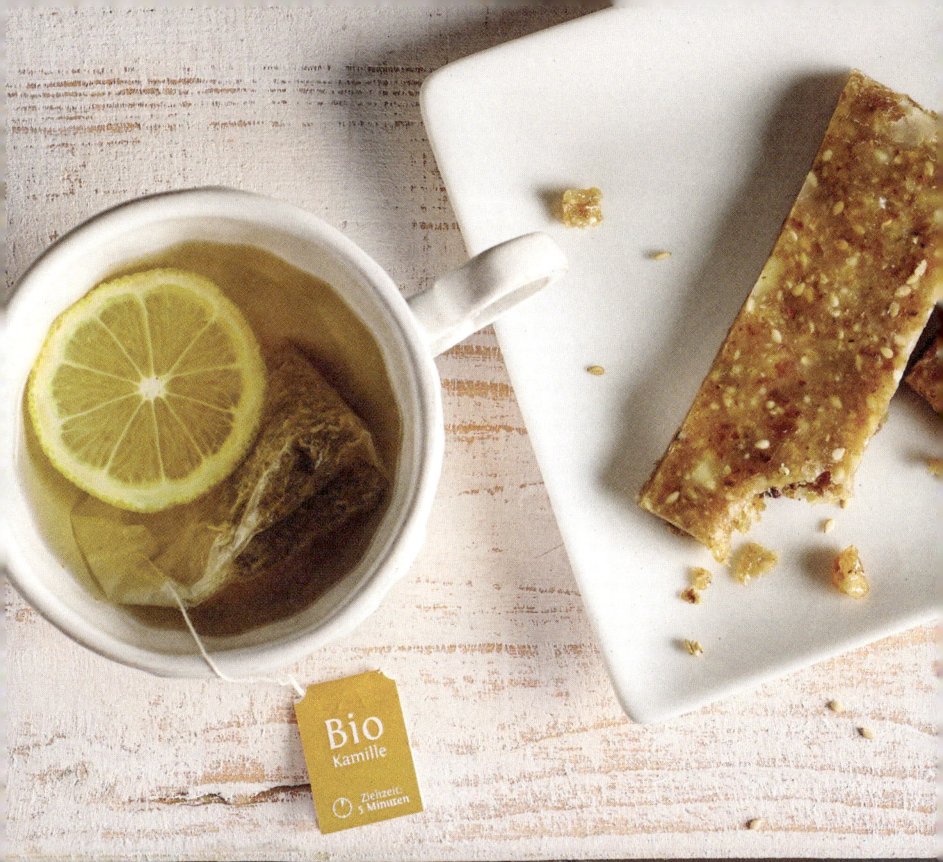
Bio
Kamille
Ziehzeit:
5 Minuten

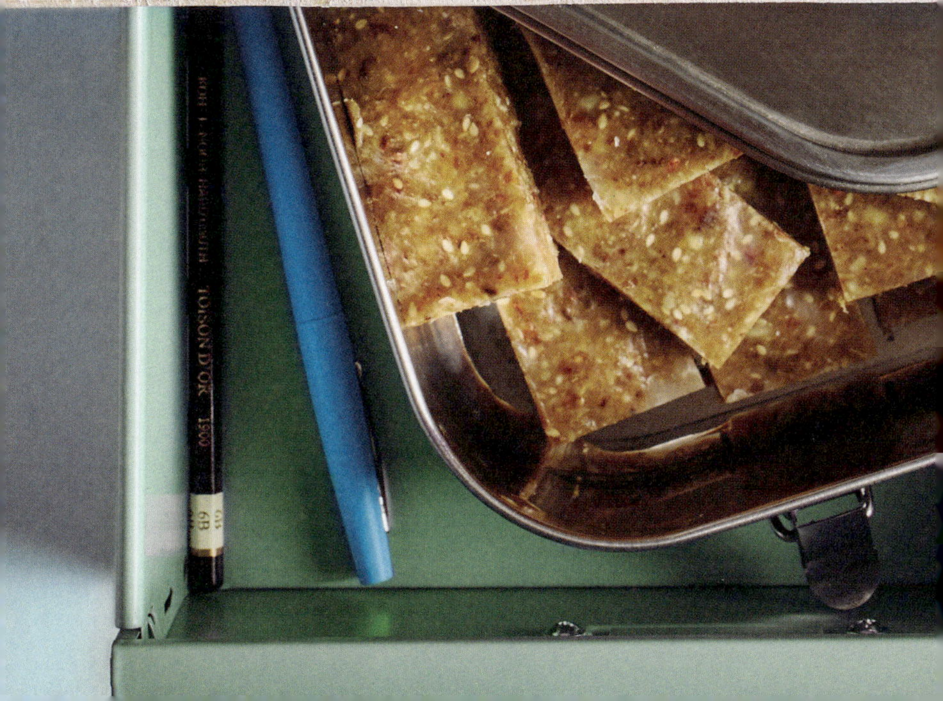

2. Müsli-Cranberry-Riegel

Zutaten für ca. 20 Stück:

100 g Mandeln
50 g Walnusskerne
50 g kernige Haferflocken
3 EL helle Sesamsamen
3 EL Leinsamen
½ TL Lebkuchengewürz
1 Prise Salz
3 EL getrocknete Cranberrys (oder getrocknete Sauerkirschen)
150 g getrocknete, weiche (Medjool-)Datteln
2 EL Honig
2 EL Erdnussmus

Zubereitung:

1 Mandeln und Nüsse in einer Pfanne ohne Fett duftend rösten. Herausnehmen, abkühlen lassen und grob hacken. Mit Haferflocken, Sesam, Leinsamen, Lebkuchengewürz und Salz mischen.

2 Cranberrys klein hacken und dazugeben. Datteln halbieren, entsteinen, grob schneiden und im Blitzhacker zerkleinern. Zur Nuss-Körner-Mischung geben und alles gründlich mit einer Gabel vermengen.

3 Eine Form (ca. 20 x 20 cm) mit Frischhaltefolie auslegen. Honig und Erdnussmus in einem Topf bei kleiner Hitze unter Rühren zerlassen und zügig mit der Nuss-Körner-Mischung vermengen. Die Masse in der Form verteilen und glatt drücken. Ca. 20 Minuten kühl stellen, danach in 20 gleichmäßige Riegel (ca. 10 x 2 cm) schneiden.

3. Energy-Balls (Energiekugeln)

Zutaten für ca. 20 Stück:

130 g Mandeln (oder Walnusskerne)
60 g Cashewkerne
50 g getrocknete Aprikosen (oder Datteln)
100 g Kokosraspel (plus 2 EL zum Wälzen)
1 Prise Zimtpulver
abgeriebene Schale von 1 Bio-Orange
2 EL Kakaopulver
2 EL natives Kokosöl
1 EL Ahornsirup
120 ml frisch gepresster Orangensaft

Zubereitung:

1. Die Mandel- und Cashewkerne in einer Pfanne ohne Fett rundum leicht anrösten. Herausnehmen und abkühlen lassen.
2. Die Kerne mit den Aprikosen grob hacken und mit Kokosraspeln, Zimt, Orangenschale, Kakaopulver, Kokosöl, Ahornsirup und Orangensaft im Blitzhacker zu einer homogenen Masse mixen. In eine Schüssel füllen und zugedeckt ca. 30 Minuten kühl stellen.
3. Anschließend aus der Masse mit angefeuchteten Händen 20 gleichmäßige Kugeln (ca. 3 cm Durchmesser) drehen und in den übrigen Kokosraspeln wälzen. Zum Aufbewahren in Schraubgläser oder Keksdosen füllen.

Sie können die Kugeln ebenso in gehackten Nüssen, Kakaopulver oder grünem Matcha- bzw. rotem Acai-Pulver wälzen.

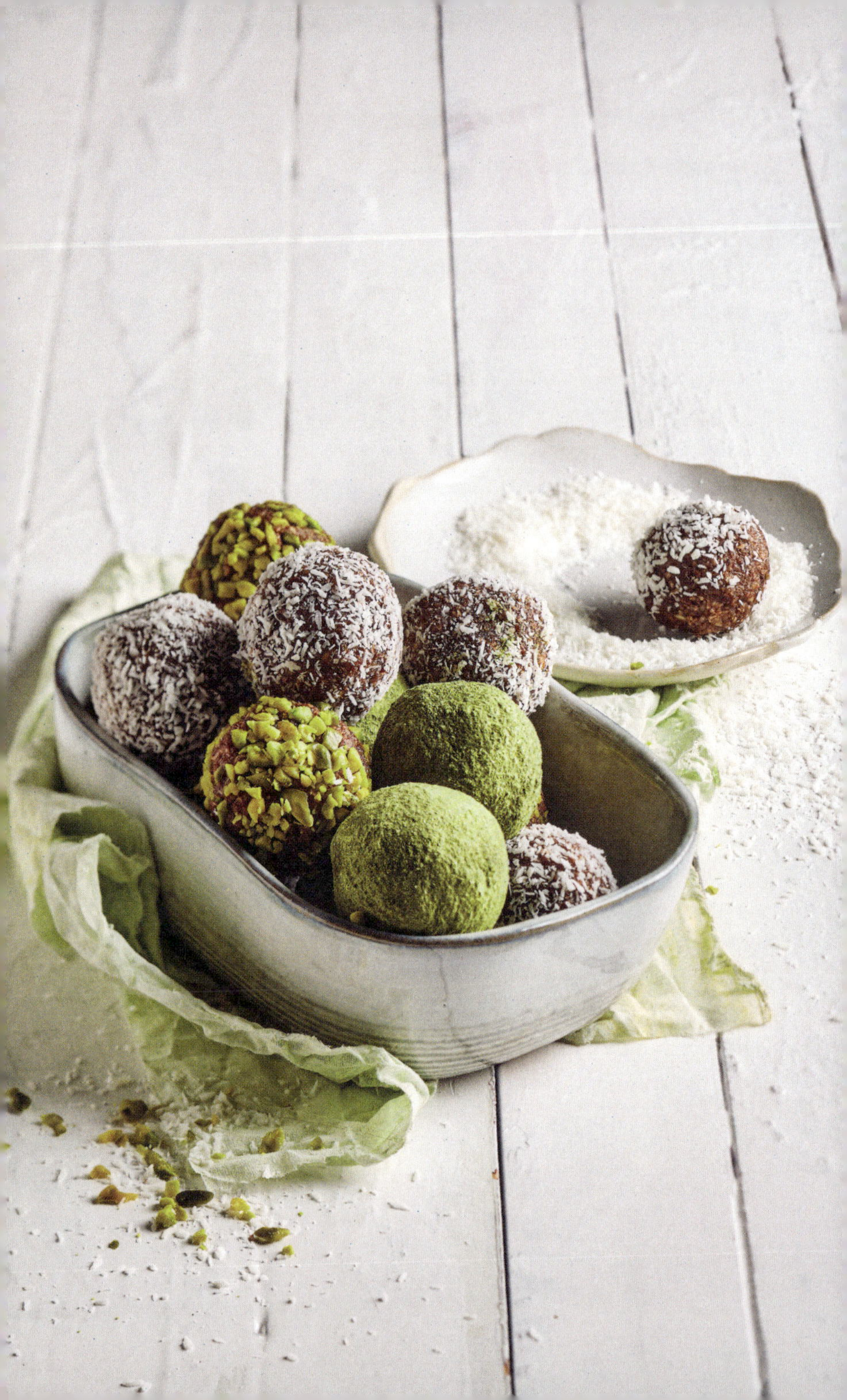

Variante: Goji-Kaffee-Kugeln

Zutaten für ca. 15 Stück:

100 g Cashewkerne
75 g entöltes Mandelmehl
100 g getrocknete Aprikosen
25 g getrocknete Goji-Beeren
1 Msp. Vanillemark
3 EL Espresso
50 g Kokosraspel

Zubereitung:

1. Cashewkerne, Mandelmehl, Aprikosen, Gojibeeren und Vanillemark im Blitzhacker 30 Sekunden pürieren.
2. Espresso dazugeben und alles zu einer klebrigen Konsistenz verarbeiten.
3. Aus der Masse mit angefeuchteten Händen 15 gleichmäßige Kugeln (ca. 3 cm Durchmesser) drehen und in Kokosraspeln wälzen.

Gesunde Knabbereien selbst gemacht

- **Bunte Gemüsechips:** 3 Rote-Bete-Knollen (z. B. je 1 rote, gelbe und rosa geringelte) schälen. Auf der Gemüsereibe in hauchdünne Scheiben hobeln und jeweils mit 1 EL Olivenöl mischen. Auf zwei mit Backpapier ausgelegten Backblechen verteilen, salzen und pfeffern. Im auf 110 °C vorgeheizten Backofen ca. 50 Minuten trocknen. Dabei ein- bis zweimal wenden. Herausnehmen und abkühlen lassen.
- **Sesam-Grünkohl-Chips:** Ca. 180 g Grünkohlblätter waschen, trocken schleudern, von den Stängeln befreien und

in mundgerechte Stücke zupfen. 2 EL Tahin (Sesampaste) mit 2 EL Zitronensaft, 2 Spritzern Chilisoße und 1–2 EL Wasser verrühren. 2 EL helle Sesamsamen dazugeben und die Creme in den Grünkohl einmassieren. Auf einem mit Backpapier ausgelegten Backblech verteilen. Im auf 130 °C vorgeheizten Backofen ca. 1 Stunde 15 Minuten knusprig trocknen. Dabei nach der Hälfte der Zeit mit einem Löffel auflockern und wenden. Herausnehmen und abkühlen lassen.

Gesunder Start in den Tag

Das Frühstück ist die wichtigste Mahlzeit des Tages und füllt die leeren Kohlenhydratspeicher wieder auf. Diese Rezepte liefern nicht nur jede Menge Ballaststoffe, sondern auch Vitamine, Mineralstoffe und Antioxidantien, die allesamt die Leistungsfähigkeit des Gehirns verbessern. Chiapudding, Porridge und Smoothies-Bowls schmecken natürlich auch mittags oder zwischendurch.

1. Chiapudding mit Feigen

Zutaten für 2 Portionen:

200 ml ungesüßter Mandeldrink
2 EL Ahornsirup
Mark von ½ Vanilleschote
40 g Chiasamen
3 Feigen
75 g Heidelbeeren
½ EL Agavendicksaft

Zubereitung:

1 Am Vorabend den Mandeldrink mit Ahornsirup, Vanillemark und Chiasamen verrühren und ca. 20 Minuten quellen lassen. Anschließend nochmals durchrühren.

2 Inzwischen 2 Feigen waschen und in dünne Scheiben schneiden. Den Chiapudding ca. 2 cm hoch in zwei Gläser füllen, dann die Feigenscheiben innen am Rand der Gläser platzieren und mit dem restlichen Pudding auffüllen. Zugedeckt über Nacht im Kühlschrank quellen lassen.

3 Am nächsten Morgen die Heidelbeeren verlesen, waschen und trocken tupfen. 25 g Beeren mit Agavendicksaft und 1 EL Wasser fein pürieren. Das Püree durch ein feines Sieb in eine kleine Schüssel streichen, um die kleinen Kerne zu entfernen. Die übrige Feige waschen und in Spalten schneiden.

4 Die Gläser aus dem Kühlschrank nehmen, die Beerensoße auf dem Pudding verteilen, dabei nach Belieben leicht in die oberste Schicht Chiapudding mischen. Die restlichen Heidelbeeren und die Feigenspalten darauf verteilen. Sofort servieren oder die Gläser zum Mitnehmen verschließen und kühl stellen.

2. Chiapudding mit Himbeeren

Zutaten für 2 Portionen:

5 EL Chiasamen
250 ml Milch oder ungesüßter Sojadrink
150 g Himbeeren (frisch oder TK; oder andere Beeren)
Mark von ½ Vanilleschote
2 EL Mandelstifte
2 EL Sonnenblumenkerne

1 Apfel
1 TL Zitronensaft
125 g Heidelbeeren

Zubereitung:

1 Am Vorabend je 2 EL Chiasamen in zwei Schraubgläser (à ca. 500 ml Inhalt) geben, mit je 125 ml Milch verrühren. Ca. 10 Minuten quellen lassen, dabei ein- bis zweimal umrühren, damit sich keine Klümpchen bilden. Die Gläser zugedeckt 4–5 Stunden, am besten über Nacht, im Kühlschrank quellen lassen.

2 Inzwischen Himbeeren, Vanillemark und 1 EL Wasser in einem Topf bei kleiner Hitze unter Rühren erwärmen, bis die Beeren leicht zerfallen. Vom Herd nehmen, übrigen 1 EL Chiasamen unterrühren. Alles fein pürieren, zugedeckt abkühlen lassen und ebenfalls über Nacht kühl stellen.

3 Am nächsten Morgen Mandeln und Sonnenblumenkerne in einer Pfanne ohne Fett rundum leicht anrösten, herausnehmen und abkühlen lassen. Apfel waschen und achteln, dabei das Kerngehäuse entfernen. Die Achtel in kleine Stücke schneiden und mit dem Zitronensaft mischen. Heidelbeeren verlesen, waschen und trocken tupfen.

4 Chiapudding aus dem Kühlschrank nehmen und das Himbeerpüree gleichmäßig darauf verteilen. Apfel und Heidelbeeren daraufsetzen und mit Mandeln und Sonnenblumenkernen bestreuen. Sofort servieren oder die Gläser zum Mitnehmen verschließen und kühl stellen.

3. Kurkuma-Porridge mit Beeren

Zutaten für 2 Portionen:

300 ml ungesüßter Haferdrink
100 g zarte Haferflocken
1 TL Kurkuma-Paste (siehe Tipp)
8 Erdbeeren
100 g Heidelbeeren
2 EL Mandelmus
2 EL Kokosraspel

Zubereitung:

1 Den Haferdrink in einem Topf erhitzen, Haferflocken und Kurkuma-Paste dazugeben und alles unter Rühren bei mittlerer Hitze ca. 5 Minuten köcheln lassen.

2 Die Erdbeeren waschen, putzen und je nach Größe halbieren, vierteln oder in Scheiben schneiden. Die Heidelbeeren verlesen, waschen und trocken tupfen.

3 Den Porridge auf zwei Schalen verteilen und mit Beeren, Mandelmus und Kokosraspeln garnieren.

Kurkuma-Paste lässt sich ganz einfach selbst herstellen: In einem Topf 100 ml Wasser mit 1 TL gemahlener Kurkuma, den Samen von 1 Kardamomkapsel, ½ TL Zimtpulver, 1 Msp. Vanillemark und 1 Prise Pfeffer aufkochen und 2–3 Minuten unter Rühren einköcheln lassen. Die Kurkuma-Paste in ein Glas füllen, verschließen und im Kühlschrank aufbewahren. Sie hält sich 2–3 Wochen.

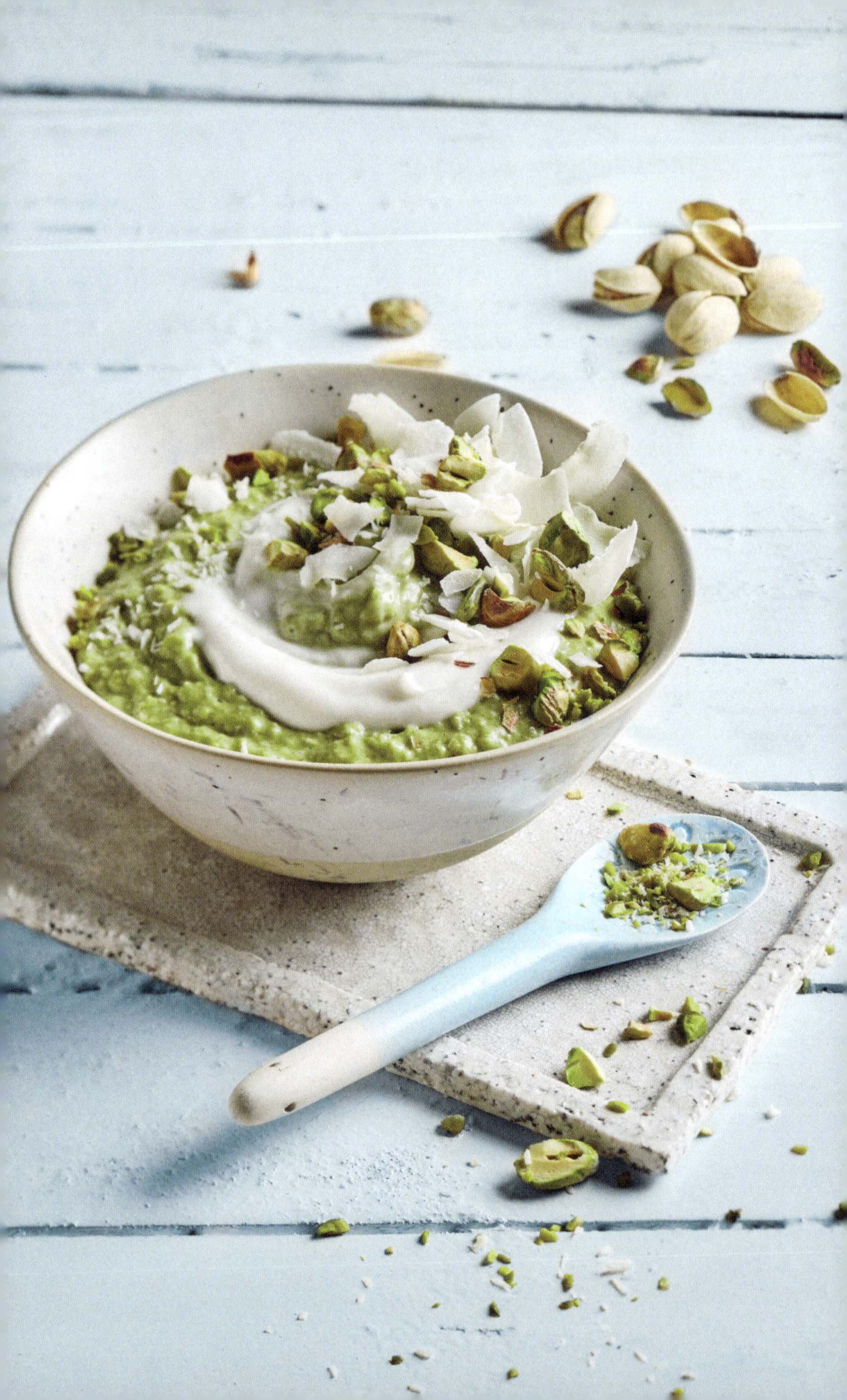

4. Matcha-Kokos-Porridge

Zutaten für 2 Portionen:

100 g zarte Haferflocken
1 Prise Salz
100 ml ungesüßter Haferdrink
1 TL Matcha-Pulver
2 TL Agavensirup
100 g vegane Joghurtalternative auf Kokosmilchbasis
4 EL Kokosraspel
80 g Pistazienkerne (oder Mandeln)
2 EL Kokoschips

Zubereitung:

1 In einem kleinen Topf Haferflocken, 300 ml Wasser und Salz bei mittlerer Hitze zum Kochen bringen. Dann Haferdrink, Matcha-Pulver und Agavensirup dazugeben und alles ca. 4 Minuten unter Rühren erhitzen.

2 Anschließend den Porridge in eine Schüssel füllen und Joghurt und Kokosraspel einrühren. Dann auf zwei Schalen verteilen. Die Pistazien klein hacken und mit den Kokoschips über den Porridge streuen. Warm oder kalt genießen.

Wer es morgens eilig hat, kann den Porridge am Vorabend ansetzen und in einem Schraubglas im Kühlschrank quellen lassen. Am nächsten Morgen einfach löffeln oder ins Büro mitnehmen und dort essen.

5. Grüne Smoothie-Bowl mit Mango und Ananas

Zutaten für 2 Portionen:

2 EL Mandelstifte
1 Baby-Ananas
2 Handvoll junger Spinat
½ reife Mango
½ Avocado
2 Bananen
125 ml Apfelsaft
1–2 EL Mandelmus
2–3 EL Knuspermüsli

Zubereitung:

1. Die Mandeln in einer Pfanne ohne Fett rundum leicht anrösten, herausnehmen und abkühlen lassen. Die Ananas schälen, in Stücke schneiden und dabei den Strunk entfernen. Den Spinat waschen und trocken schleudern. Die Mango vom Stein schneiden, schälen und würfeln. Einige Würfel zum Garnieren beiseitelegen.
2. Den Stein aus der Avocado entfernen, das Fruchtfleisch herauslöffeln und klein schneiden. Die Bananen schälen und schräg in Scheiben schneiden. Einige Scheiben zum Garnieren beiseitelegen.
3. Alle vorbereiteten Zutaten mit Apfelsaft und Mandelmus im Mixer auf hoher Stufe glatt pürieren. Bei Bedarf noch so viel Wasser dazugeben, bis eine sämige Konsistenz entstanden ist.
4. Den Smoothie in zwei Schalen (Bowls) füllen und mit Mandeln, den beiseitegelegten Mangowürfeln und Bananenscheiben sowie dem Müsli garnieren und sofort servieren.

6. Nuss-Granola-Müsli mit Beeren

Zutaten für 650 g (ca. 13 Portionen):

1 große reife Banane
1 Vanilleschote
50 g Cashewmus
120 g Mandeln
100 g Haselnusskerne
80 g Cashewkerne
80 g Sonnenblumenkerne
80 g Kokoschips
50 g Amarant
50 g getrocknete Goji-Beeren

Zubereitung:

1 Den Backofen auf 180 °C vorheizen. Die Banane schälen und grob würfeln. Die Vanilleschote längs aufschneiden, das Mark herauskratzen und mit der Banane im Blitzhacker fein pürieren. Das Cashewmus dazugeben und kurz auf kleiner Stufe untermixen. Die Bananenmischung in eine Schüssel geben.
2 Dann Mandeln, Haselnuss- und die Cashewkerne nacheinander im Blitzhacker grob hacken. Die gehackten Nüsse mit Sonnenblumenkernen, Kokoschips und Amarant zum Bananenmus geben und alles gut vermengen.
3 Ein Backblech mit Backpapier auslegen und die Mischung darauf verteilen. Im Ofen ca. 25 Minuten rösten, dabei mehrmals mit einem Holzlöffel wenden und mischen, damit alle Zutaten gleichmäßig rösten.
4 Das Müsli aus dem Ofen nehmen und auf dem Blech vollständig abkühlen lassen. Danach die Goji-Beeren untermi-

schen. Das Nuss-Granola-Müsli halt sich in einer Dose oder in einem Glas mit fest schließendem Deckel ca. 4 Wochen.

Jeweils 1 Portion (ca. 50 g) Granola mit 200 g Naturjoghurt und 150 g frischen Beeren servieren.

7. Chia-Knuspermüsli für den Vorrat

Zutaten für 650 g (ca. 13 Portionen):

175 g zarte Haferflocken
175 g zarte Dinkelflocken
2 EL Chiasamen
160 g Walnusskerne
1 TL Vanillepulver
100 ml natives Kokosöl
150 g Honig
45 g getrocknete Bananenchips
20 g getrocknete Gojibeeren
60 g getrocknete Cranberrys
50 g getrocknete Aprikosen
20 g getrocknete Heidelbeeren (oder andere Früchte nach Wahl)

Zubereitung:

1 Den Backofen auf 175 °C vorheizen. Haferflocken, Dinkelflocken, Chiasamen, Walnüsse und Vanillepulver in einer großen Schüssel vermengen.
2 Kokosöl und Honig in einem Topf zerlassen, zum Getreide-Mix geben und gut untermischen.
3 Ein Backblech mit Backpapier auslegen und die Mischung gleichmäßig darauf verteilen. Das Knuspermüsli im vorge-

heizten Backofen etwa 25–30 Minuten rösten, dabei zwischendurch umrühren. Das Müsli aus dem Ofen nehmen und auf dem Blech vollständig abkühlen lassen.

4 Die getrockneten Früchte evtl. etwas kleiner schneiden und untermischen. Sobald das Knuspermüsli abgekühlt ist, lässt es sich in einer Dose oder in einem Glas mit fest schließendem Deckel ca. 4 Wochen aufbewahren.

Jeweils 1 Portion (ca. 50 g) Müsli mit 200 g Naturjoghurt servieren.

Smoothies & Energy-Shots

Die besten Wachmacher-Getränke für morgens, mittags oder zwischendurch. Sie sind im Handumdrehen zubereitet, und fast alle lassen sich für unterwegs mitnehmen.

1. Matcha Latte

Zutaten für 1 Tasse:

½ TL Matcha-Teepulver
250 ml Milch

Zubereitung:

1 80 ml Wasser kochen und auf 80 °C abkühlen lassen. Das dauert ca. 10 Minuten.

2 Das Matcha-Pulver in eine Tasse bzw. Schale geben und mit dem nicht mehr kochenden Wasser übergießen. Alles mit einem Schneebesen oder – wie in der japanischen Teezere-

monie – Bambusbesen so lange verrühren, bis keine Klumpen mehr zu sehen sind. Beiseitestellen.

3 Die Milch erhitzen, aufschäumen und in eine große Tasse oder ein hitzebeständiges Glas geben. Den Matcha-Tee über die Milch gießen. Sofort servieren.

Alternativ schmeckt die Matcha Latte auch mit Soja-, Mandel- und Haferdrink. Übrigens: Eine Schale Matcha enthält ca. 3 Prozent Koffein. Allerdings wird man durch das Getränk nicht hibbelig oder nervös, sondern das japanische Grünteepulver hat eine angenehm belebende Wirkung. Zudem soll Matcha entzündungshemmend wirken und das Immunsystem stärken.

2. Kurkuma Latte

Zutaten für 1 Glas:

1 Stück Kurkuma (1–2 cm lang)
1 Stück Ingwer (1 cm lang)
1/2 TL Kardamomkapseln
½ TL Gewürznelken
1 Zimtstange
1 Beutel Schwarztee
1 Prise Pfeffer
1 TL Honig
150 ml Milch
etwas gemahlene Kurkuma

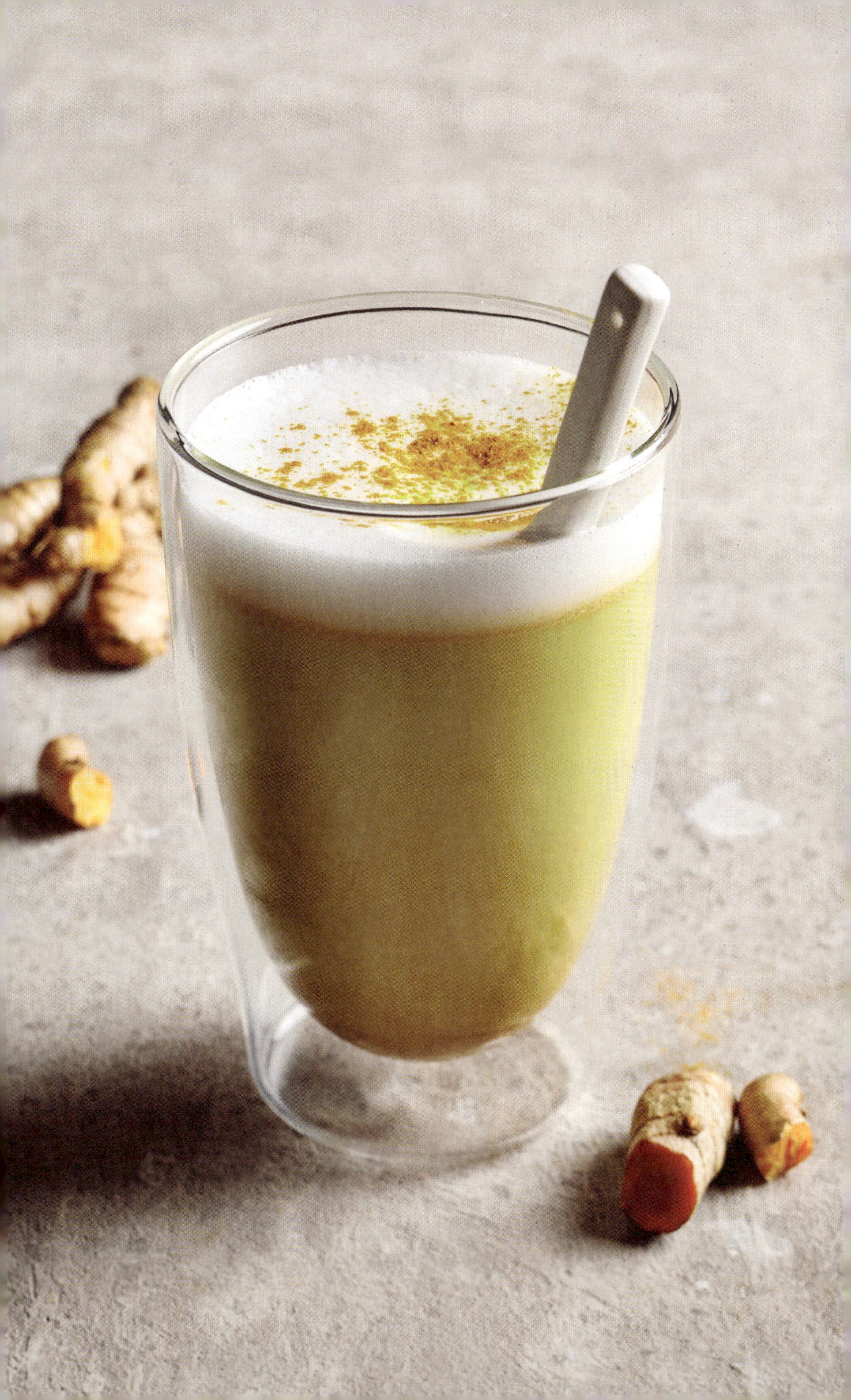

Zubereitung:

1 Kurkuma und Ingwer schälen und fein raspeln (dabei am besten Einmalhandschuhe tragen). Kardamomkapseln leicht andrücken.
2 In einem Topf Kurkuma, Ingwer, Kardamom, Nelken und Zimtstange mit 150 ml Wasser zum Kochen bringen. Zugedeckt bei kleiner Hitze ca. 5 Minuten köcheln lassen. Vom Herd nehmen, den Teebeutel dazugeben und ca. 5 Minuten ziehen lassen.
3 Anschließend den Teebeutel wieder entfernen. Mit Pfeffer würzen, den Tee durch ein Sieb gießen und mit Honig süßen.
4 Die Milch erhitzen und aufschäumen. Den Tee in ein hohes Glas gießen. Mit dem Milchschaum aufgießen und nach Belieben mit gemahlener Kurkuma bestreuen. Sofort genießen.

Die Kurkuma Latte schützt und wärmt von innen. Je nach Geschmack kann man den schwarzen Tee auch durch den koffeinfreien Rooibostee ersetzen.

Energy-Shots

Für die Zubereitung benötigen Sie eine Saftpresse oder einen Hochleistungsmixer. Die Shots halten luftdicht verschlossen im Kühlschrank bis zu 3 Tage. Täglich 1 Schnapsglas (20 ml) davon in kleinen Schlucken trinken – am besten morgens direkt nach dem Aufstehen.

1. Ingwer-Shot

Zutaten für 10 Portionen:

2 Äpfel
1 Zitrone
80 g Ingwer
1 Msp. Cayennepfeffer

Zubereitung:

1 Äpfel waschen, vierteln und entkernen. Zitrone schälen und vierteln. Ingwer schälen und klein schneiden.
2 Alle Zutaten entsaften, mischen und Cayennepfeffer dazugeben. Den Saft in eine sterilisierte Flasche abfüllen und zum Servieren auf kleine Gläser verteilen.

2. Kurkuma-Shot

Zutaten für 10 Portionen:

3 Orangen
1 Stück Kurkuma (2 cm lang)
½ TL Zimtpulver

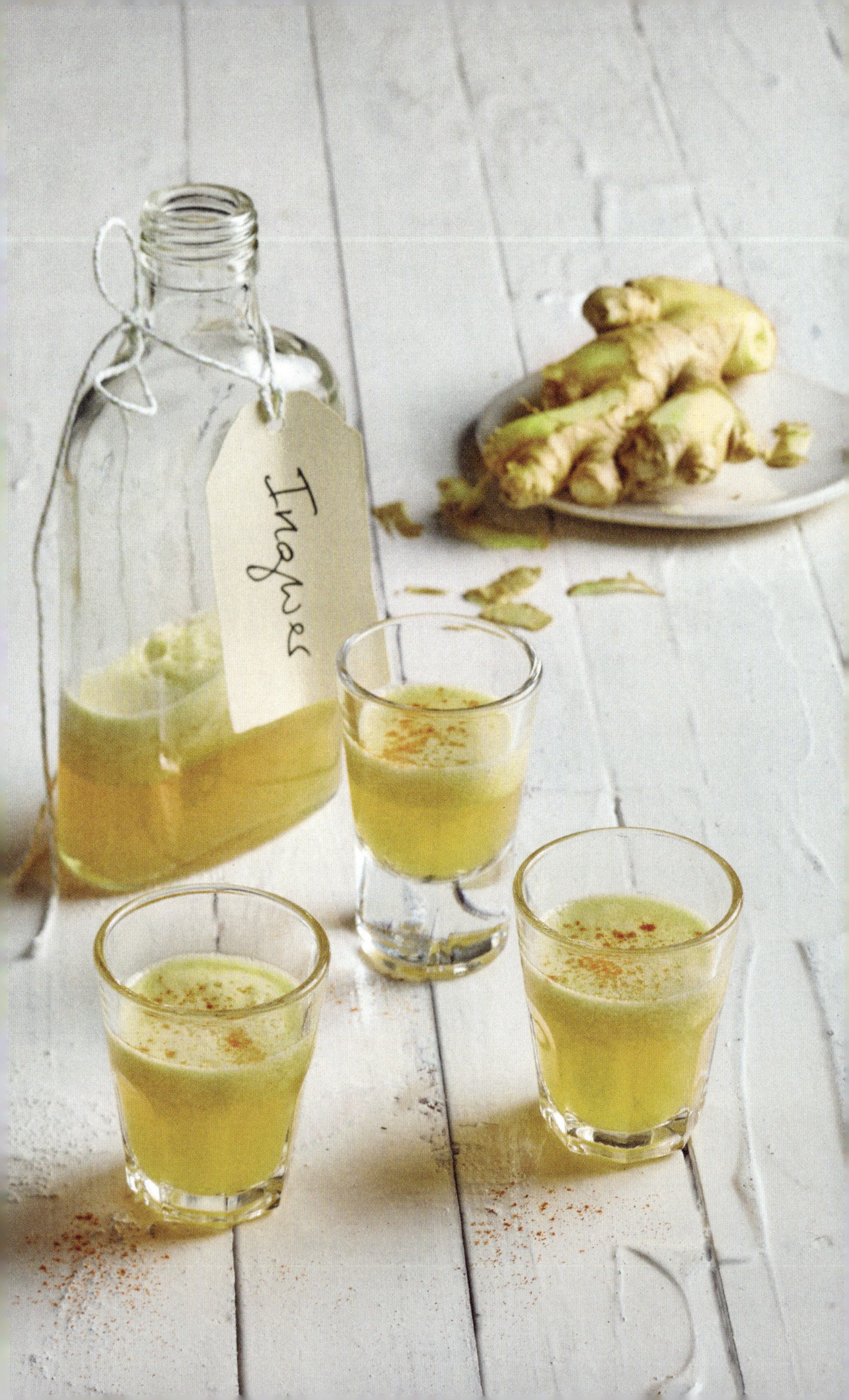
Ingwer

Zubereitung:

1 Orangen schälen und vierteln. Kurkuma waschen und klein schneiden.

2 Alle Zutaten entsaften, mischen und nach Belieben mit Zimtpulver würzen. Den Saft in eine sterilisierte Flasche abfüllen und zum Servieren auf kleine Gläser verteilen.

Wer keinen Entsafter besitzt, verwendet einen Hochleistungsmixer und streicht das Fruchtpüree dann durch ein feines Sieb.

Infused Water

Das Gehirn braucht viel Flüssigkeit. Infused Water mit natürlichen Aromen aus frischen Früchten und Kräutern sorgt für gesunde Abwechslung.

1. Heidelbeer-Orangen-Wasser

Zutaten für 2 Portionen:

1 Handvoll Heidelbeeren
1 Bio-Orange
1 Zimtstange

Zubereitung:

Die Heidelbeeren waschen. Die Orange heiß waschen und achteln. Heidelbeeren und Orangenspalten in einer Karaffe mit Wasser übergießen. Nach Belieben die Zimtstange mit ins Wasser geben. Trinken Sie das fruchtige Wasser über den Tag verteilt.

2. Gurken-Limetten-Wasser

Zutaten für 2 Portionen:

1 Salatgurke

1 Bio-Limette

Zubereitung:

Salatgurke waschen und längs mit dem Sparschäler oder einem Hobel lange Streifen abschneiden. Limette heiß waschen und in Scheiben schneiden. Gurkenstreifen und Limettenscheiben in einer Karaffe mit Wasser übergießen. Trinken Sie das erfrischende Wasser über den Tag verteilt.

Probieren Sie einfach, welche Zutatenmischung Ihnen am besten schmeckt. Wie wäre es mit Grapefruit-Himbeere-Rosmarin, Heidelbeere-Limette-Salbei oder Wassermelone-Himbeere-Heidelbeere?

Meal Prep – Rezepte zum Mitnehmen

Ob eine Suppe, die einfach im Büro mit heißer Kokosmilch aufgegossen wird, oder eine bunt geschichteter Sattmacher-Salat: Diese 2-in-1-Gerichte lassen sich prima vorbereiten und schmecken unterwegs genauso wie zu Hause. Das Tolle: Sie haben gleich eine Portion für den kommenden Tag in petto.

1. To-go-Gemüsesuppe im Glas

Zutaten für 2 Portionen:

400 g gemischtes Gemüse (z. B. Möhren, Mangold, Pak Choi, Erbsen)
300 g Hähnchenbrustfilet
2 Frühlingszwiebeln
1 kleine Chilischote
1 TL geriebener Ingwer und/oder 2 Stück Zitronengras
1 Handvoll Korianderblätter
2 TL Gemüsebrühe (Instant, oder Misopaste)
600 ml Kokosmilch

Zubereitung:

1 Am Vortag das Gemüse putzen, waschen bzw. schälen und klein würfeln. In einem Sieb über kochendem Wasser kurz dämpfen, herausnehmen und abkühlen lassen.
2 Das Gemüse in zwei hitzefeste Gläser mit verschließbarem Deckel geben.
3 Das Hähnchenbrustfilet waschen, trocken tupfen und in einer beschichteten Pfanne ohne Fett von jeder Seite ca. 5 Minuten garen. Aus der Pfanne nehmen, in dünne Streifen schneiden und auf das Gemüse im Glas geben.
4 Die Frühlingszwiebeln putzen, waschen und in dünne Ringe schneiden. Chilischote längs halbieren, entkernen, waschen und fein hacken. Frühlingszwiebelringe, Chili und Ingwer (und/oder Zitronengras) auf das Hähnchen schichten.
5 Koriander waschen, grob hacken und mit ins Glas geben. Das Glas gut verschließen und über Nacht in den Kühlschrank stellen.
6 Zum Servieren je 1 TL Brühe oder Misopaste hinzufügen. Jedes Glas mit 300 ml kochender Kokosmilch (oder ko-

chend heißem Wasser) aufgießen und kurz ziehen lassen. Danach genießen.

2. Regenbogen-Schicht-Salat

Zutaten für 2 Portionen:

1 Stück Ingwer (ca. 2 cm)
1 kleine rote Chilischote
2 Limetten
1 TL Honig
2 EL Sojasoße
Salz, Pfeffer
120 g Rotkohl
1 rote Spitzpaprika
1 Möhre
2 Stangen Staudensellerie
⅓ Bund Koriandergrün
200 g Curry-Mango-Tofu (oder Mandel-Nuss-Tofu)

Zubereitung:

1 Den Ingwer schälen und fein hacken. Die Chilischote längs halbieren, putzen, waschen und sehr fein hacken. Limetten halbieren, auspressen und den Limettensaft mit Honig und Sojasoße verrühren. Alles mischen und kräftig mit Salz und etwas Pfeffer würzen. Das Dressing auf zwei Schraubgläser (à ca. 600 ml Inhalt) verteilen.

2 Den Rotkohl putzen, waschen, den harten Strunk entfernen und den Rotkohl in sehr feine Streifen schneiden oder hobeln. Die Paprika längs halbieren, putzen, waschen und die Hälften quer in schmale Streifen schneiden. Die Möhre putzen, schälen und grob raspeln oder in feine Stifte (Julienne)

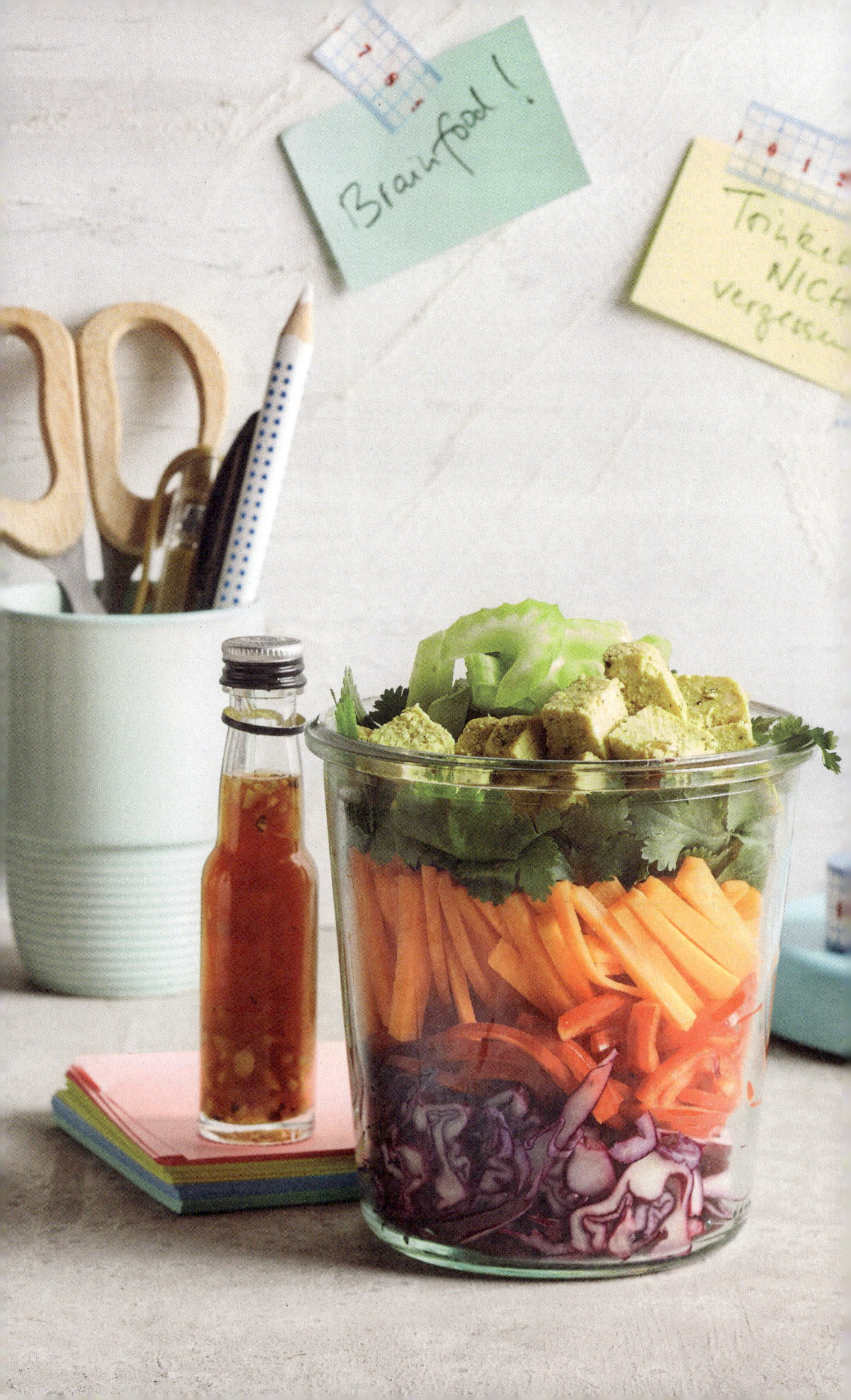

Brainfood!

schneiden. Den Staudensellerie putzen, waschen und schräg in dünne Scheiben schneiden. Zuerst den Rotkohl, dann die Paprika und zuletzt die Möhren übereinander in die Gläser schichten, dabei immer wieder leicht festdrücken.

3 Das Koriandergrün waschen, trocken schütteln, die Blätter abzupfen und auf den Salat geben. Den Tofu in Würfel schneiden und darauflegen, zuletzt den Staudensellerie einschichten. Die Schraubgläser verschließen und bis zum Transport kühl stellen. Den Salat zum Essen gut durchmischen.

Für Fleischliebhaber passt angebratenes Hähnchen- oder Putenbrustfilet als Topping. Den Tofu dann weglassen.

3. Mediterraner Gemüsesalat mit Parmesan

Zutaten für 2 Portionen:

1 EL Sonnenblumenkerne
1 EL Kürbiskerne
½ Handvoll Basilikum
½ Handvoll Petersilie
1 Knoblauchzehe
2 Sardellenfilets (in Öl)
1 EL Kapern
1 Bio-Zitrone
1 TL flüssiger Honig
2–3 EL Olivenöl
Salz, Pfeffer
125 g grüner Spargel

2 Baby-Zucchini
50 g Zuckerschoten
Pflanzenöl zum Grillen
1 Handvoll Rucola
30 g Parmesanspäne

Zubereitung:

1 Beide Kernsorten in einer Pfanne ohne Fett rundum leicht anrösten, herausnehmen und abkühlen lassen.

2 Für das Dressing die Kräuter waschen, trocken schütteln und die Blätter abzupfen. Den Knoblauch schälen. Die Sardellen und Kapern abtropfen lassen. Die Zitrone heiß waschen, trocken tupfen, die Schale abreiben und den Saft auspressen. Alle Dressingzutaten mit dem Honig und dem Öl mixen und mit Salz und Pfeffer abschmecken.

3 Den Spargel waschen, im unteren Drittel schälen und die Stangen in Salzwasser ca. 5 Minuten vorgaren. Kalt abschrecken und gut abtropfen lassen. Die Zucchini putzen, waschen und längs in ca. 5 mm dünne Scheiben schneiden. Die Zuckerschoten putzen und waschen.

4 Das Gemüse in einer heißen Grillpfanne in wenig Öl 4–5 Minuten auf jeder Seite garen, bis sich Grillstreifen zeigen.

5 Rucola waschen, putzen und trocken schütteln. Zum Mitnehmen Grillgemüse, Rucola, Dressing, Parmesan und geröstete Kerne einzeln verpacken.

6 Zum Essen das Grillgemüse mit dem Rucola auf einem tiefen Teller locker vermengen und mit dem Dressing beträufeln. Parmesan darüber hobeln und mit den Kernen bestreuen.

4. Sommerrollen mit Beerendip

Zutaten für 2 Portionen (ca. 16 Stück):

Für den Dip:
2 EL getrocknete Cranberrys (oder andere Beeren; ca. 10 g)
4 EL weißes Mandelmus
4 EL Olivenöl
2 TL Apfelessig
Salz, Pfeffer

Für die Rollen:

160 g Rotkohl
2 Möhren
½ Salatgurke
4 Handvoll Feldsalat
16 Reispapierblätter (ca. 20 cm Durchmesser)
2 EL dunkler Sesam

Zubereitung:

1. Für den Dip die Cranberrys in einer Schale mit Wasser bedecken und 10–15 Minuten einweichen lassen.
2. Für die Rollen den Rotkohl putzen, waschen und in feine Streifen schneiden. Die Möhren putzen und schälen, die Gurke putzen und waschen und beides in sehr feine Streifen schneiden. Den Feldsalat putzen, waschen und trocken schleudern.
3. Die Cranberrys in ein Sieb abgießen. Dann mit Mandelmus, Olivenöl, Essig und 4 EL Wasser im Blitzhacker fein mixen. Den Dip mit Salz und Pfeffer würzen und in ein Schälchen füllen.

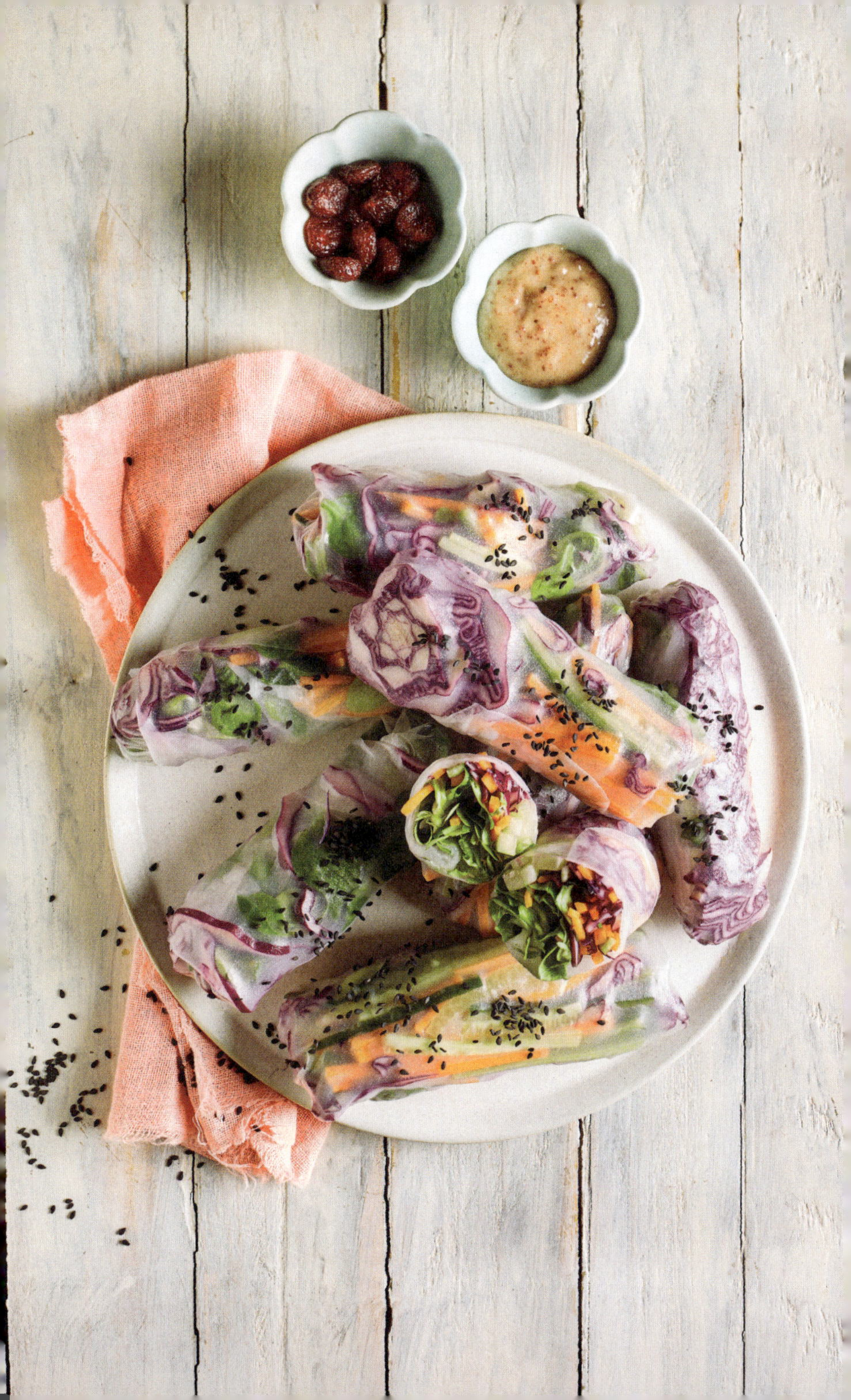

4 Die Reispapierblätter nacheinander in einer Schüssel mit kaltem Wasser ca. 1 Minute einweichen, bis sie weich und biegsam sind. Dann nebeneinander auf feuchten Küchentüchern auslegen.
5 Jedes Reispapierblatt so mit Rotkohl, Möhre, Gurke und Feldsalat belegen, dass rundum ein ca. 2 cm breiter Rand frei bleibt. Die Ränder oben und unten, rechts und links über die Füllungen klappen und die Reispapierblätter von unten fest aufrollen.
6 Die Rollen in zwei Brotboxen legen und mit Sesam bestreuen. Den Dip in zwei separate Behälter füllen. Bis zum Verzehr kühl stellen.

5. Süßkartoffel-Möhren-Suppe

Zutaten für 2 Portionen:

2 Schalotte
2 Süßkartoffeln (ca. 300 g)
3 Möhren
1 EL natives Kokosöl
700 ml Gemüsebrühe
3 Stängel glatte Petersilie
½ TL gemahlene Kurkuma
Salz,
Pfeffer
2 EL Mandelblättchen
2 EL Granatapfelkerne

Zubereitung:

1 Schalotten, Süßkartoffeln und Möhren putzen, schälen und in Stücke schneiden. Das Kokosöl in einem Topf erhitzen

und Schalotten, Süßkartoffeln und Möhren darin bei mittlerer Hitze 1–2 Minuten anbraten. Mit Brühe ablöschen und das Gemüse ca. 15 Minuten köcheln lassen.

2 Die Petersilie waschen und trocken schütteln, die Blätter abzupfen und in Streifen schneiden. Die gemahlene Kurkuma zum Gemüse geben und alles im Topf mit dem Pürierstab fein mixen.

3 Die Suppe mit Salz und Pfeffer würzen. In zwei hitzebeständige Gläser mit Deckel füllen und kühl stellen. Mandelblättchen, Granatapfelkerne und Petersilie separat mitnehmen und zum Servieren über die Suppe streuen.

Leckere Ideen für den Feierabend

Abends ist es Zeit, um zur Ruhe zu kommen. Diese Gerichte stecken voller gesunder Brain-Food-Zutaten, die Sie fit für den nächsten Tag machen und die nächtlichen Regenerationsprozesse in Gang bringen. Weil uns Stress »auf den Geist geht«, sind alle Rezepte einfach und stehen in maximal 15 Minuten auf dem Tisch.

1. Grünkohl-Caesar-Salat mit Ei

Zutaten für 2 Portionen:

1 Hähnchenbrustfilets (ca. 150 g)
200 ml Hühnerbrühe
Salz
2 kleine Eier
150 g Grünkohl
1 Handvoll Rucola
1 Handvoll Salatblätter

4 Scheiben Bacon
½ Knoblauchzehe
1 TL Zitronensaft
1 EL Weißweinessig
¼ TL scharfer Senf
einige Tropfen Worcestershiresauce
1 Eigelb (frisch!)
1 EL Basilikumpesto
1 EL geriebener Parmesan
30 g Sahne
4 EL Olivenöl
Pfeffer

Zubereitung:

1 Das Hähnchenbrustfilet waschen und trocken tupfen. Die Brühe aufkochen, salzen und das Hähnchenfleisch darin bei kleiner Hitze ca. 10 Minuten gar ziehen lassen, herausnehmen und abkühlen lassen.
2 Die Eier wachsweich kochen, anschließend kalt abschrecken und abkühlen lassen.
3 Den Grünkohl putzen, waschen, die Blätter von den Blattrippen befreien, in Streifen schneiden und gut abtropfen lassen. Rucola und Salat verlesen, waschen und trocken schleudern. Den Bacon in einer Pfanne auslassen und knusprig braten, herausnehmen und auf Küchenpapier abtropfen lassen.
4 Knoblauch mit Zitronensaft, Essig, Senf, Worcestershiresauce, Eigelb, Pesto, Parmesan und Sahne in einen Mixbecher geben. Etwas Öl dazugießen und alles aufmixen, dabei das übrige Öl in dünnem Strahl nach und nach dazugießen. Das Dressing mit Salz und Pfeffer abschmecken.

5 Die gekochten Eier pellen und halbieren. Das Hähnchen in Stücke zupfen und mit dem Grünkohl, Salat, Eiern und Bacon auf Tellern anrichten. Alles mit dem Dressing beträufeln, leicht mit Pfeffer übermahlen und servieren. Nach Belieben mit Olivenöl beträufeltes geröstetes Brot dazu reichen.

2. Kurkuma-Hähnchen-Bowl mit Gemüse

Zutaten für 2 Portionen:

250 g Hähnchenbrustfilet
125 ml Kokosmilch
1 EL Fischsoße
½ EL brauner Zucker
½ EL Sojasoße
½ TL gemahlene Kurkuma
½ TL Ingwerpulver
½ TL frisch gehacktes Zitronengras
½ TL abgeriebene Bio-Limettenschale
Pfeffer
½ Salatgurke
1 Möhre
125 g Rotkohl
1 Stängel Minze
2 Stängel Koriandergrün
50 g Ananasfruchtfleisch
2 EL Limettensaft
Salz
Zucker
2 EL Sojaöl
½ rote Chilischote

1 kleine Zwiebel

1 EL Kokosraspel zum Bestreuen

Zubereitung:

1 Das Hähnchenfleisch waschen und trocken tupfen. 100 ml Kokosmilch mit Fischsoße, Zucker, Sojasoße, Kurkuma, Ingwer, Zitronengras, Limettenschale und Pfeffer mischen und das Fleisch damit rundum bestreichen. Zugedeckt im Kühlschrank mindestens 2 Stunden marinieren.

2 Inzwischen die Gurke putzen und waschen, die Möhren putzen und schälen und beides mit einem Spiralschneider in dünne Gemüsespaghetti schneiden. Rotkohl putzen, waschen und in sehr feine Streifen schneiden. Die Kräuter waschen, trocken schleudern und grob zerzupfen. Das Ananasfruchtfleisch in hauchdünne Scheibchen schneiden. Die Gemüse mit den Kräutern und der Ananas auf Schalen (Bowls) verteilen.

3 Die übrige Kokosmilch mit Limettensaft, Salz, Pfeffer und 1 Prise Zucker zu einem Dressing mischen. 1 EL Öl unterrühren und das Gemüse damit beträufeln. Chili putzen, waschen und fein schneiden. Die Zwiebel schälen und in feine Ringe schneiden.

4 Das Fleisch aus der Marinade nehmen und trocken tupfen. In einer Grillpfanne im übrigen Öl rundum gut braten. Etwas salzen und auf dem Gemüsebett anrichten. Mit Chili, Zwiebelringen und Kokosraspeln bestreuen.

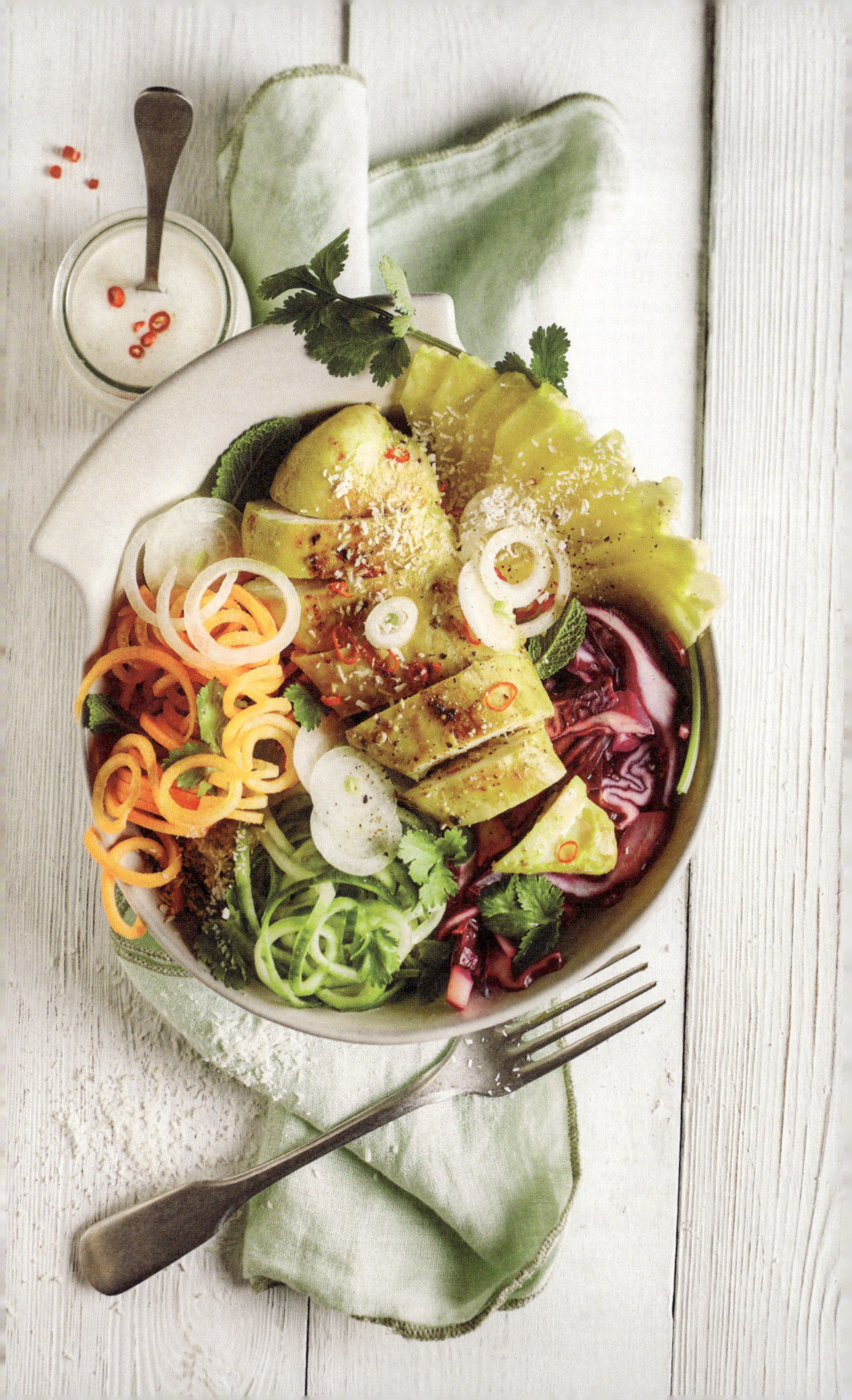

3. Sesamlachs auf Gemüsenudeln

Zutaten für 2 Portionen:

2 Lachsfilets (à ca. 150 g)
1 Ei
2 EL helle Sesamsamen
2 EL ganzer Schwarzkümmel
1 EL Olivenöl
1 TL Limettensaft
Salz, Pfeffer
2 Möhren
2 Zucchini
2 Rote Beten (gegart)
1–2 EL Öl zum Braten

Zubereitung:

1 Den Lachs waschen, trocken tupfen und in mundgerechte Stücke schneiden. Zuerst im verquirlten Ei wenden, dann in Sesam und Schwarzkümmel wälzen, beides leicht andrücken. Beiseitestellen.
2 Für das Dressing das Olivenöl mit dem Limettensaft verquirlen und mit Salz und Pfeffer würzen.
3 Die Möhren putzen und schälen, die Zucchini putzen und waschen. Möhren, Zucchini und Rote Beten mit einem Spiralschneider in dünne Gemüsespaghetti schneiden (dabei Einmalhandschuhe tragen). Dann in einer großen Schüssel mit dem Dressing mischen.
4 Das Öl in einer Pfanne erhitzen und die Lachsstücke darin rundum ca. 6 Minuten knusprig braten. Herausnehmen und auf Küchenpapier abtropfen lassen. Die Gemüsespaghetti auf Teller verteilen und den Lachs darauf anrichten.

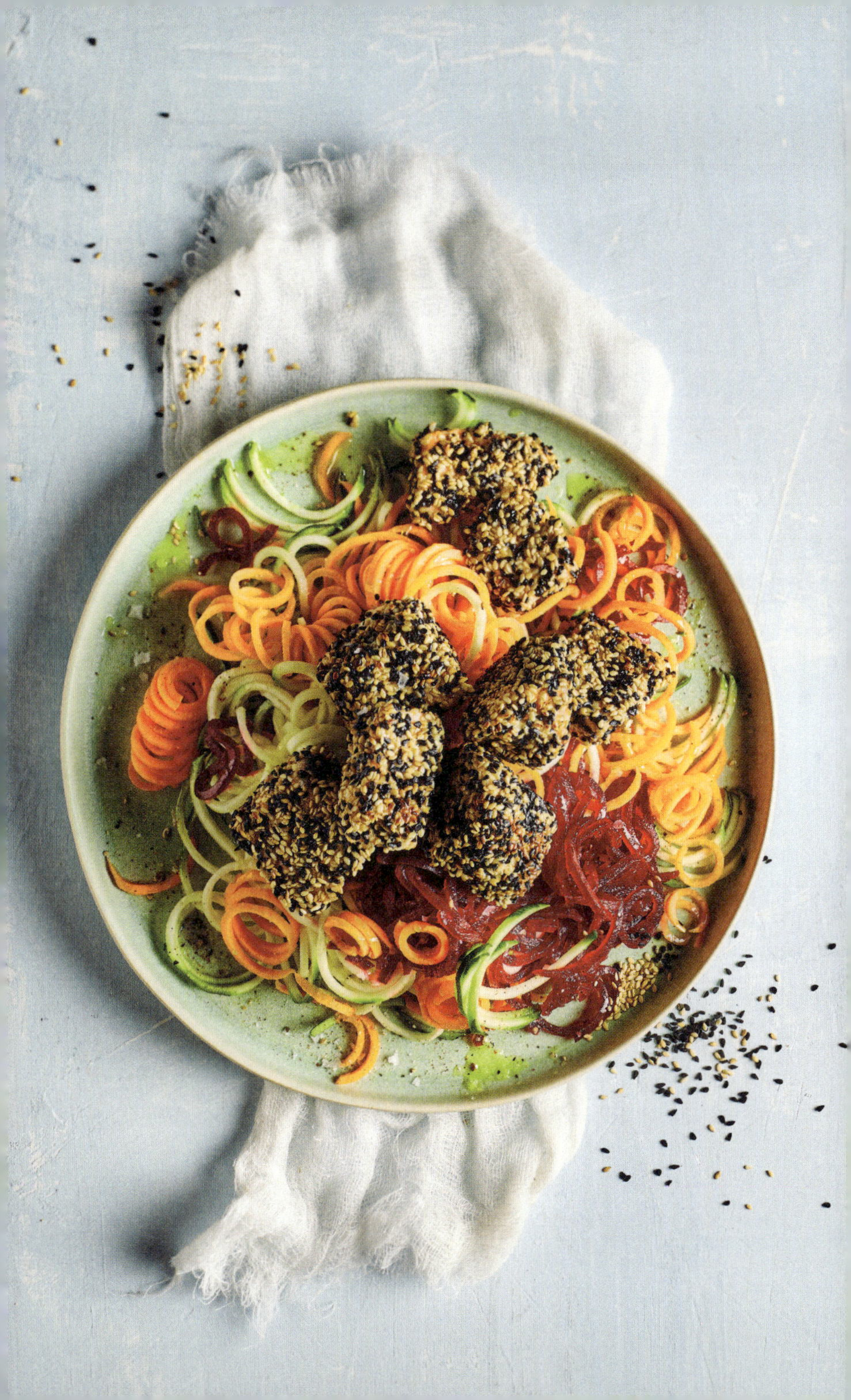

4. Brokkoli-Bowl mit Rote-Bete-Hummus

Zutaten für 2 Portionen:

Für die Bowl:

½ Brokkoli
2 Süßkartoffeln (ca. 300 g)
4 EL Rote-Bete-Sprossen
Salz, Pfeffer
1 EL helle Sesamsamen

Für den Hummus:

200 g Rote Bete gegart (gegart)
220 g Kichererbsen (aus dem Glas)
1 Knoblauchzehe
2 EL Tahin (Sesampaste)
1 EL Zitronensaft
2 EL Oliven- oder Sesamöl
½ TL getrockneter Rosmarin
Salz

Zubereitung:

1 Für die Bowl den Brokkoli putzen, waschen und in Röschen teilen. In einem Topf wenig Wasser erhitzen und den Brokkoli darin zugedeckt in ca. 10 Minuten weich garen.
2 Die Süßkartoffeln putzen, schälen und in Würfel schneiden. In einem Topf wenig Wasser erhitzen und die Süßkartoffeln darin zugedeckt ca. 10 Minuten dünsten.
3 Für den Hummus die Rote Bete klein schneiden (dabei Einmalhandschuhe tragen). Die Kichererbsen in einem Sieb abbrausen und abtropfen lassen. Rote Bete und Kichererbsen im Blitzhacker fein pürieren. Den Knoblauch schälen und dazupressen. Zuletzt Tahin, Zitronensaft, Olivenöl,

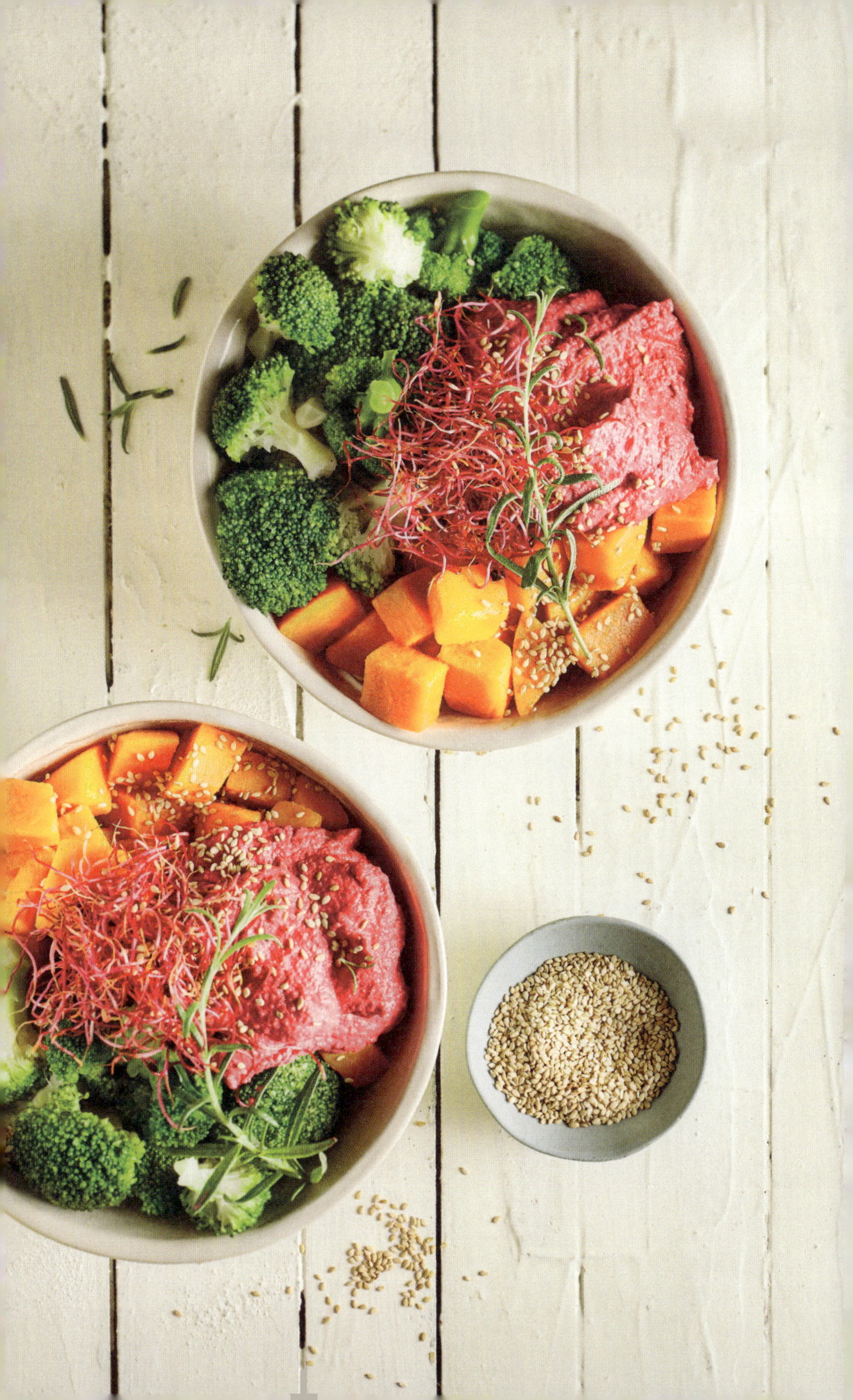

Rosmarin und etwas Salz hinzufügen und alles nochmals fein pürieren.

4 Die Sprossen in einem Sieb abbrausen und abtropfen lassen. Brokkoli und Süßkartoffeln auf zwei Schalen (Bowls) verteilen, mit Salz und Pfeffer bestreuen. Jeweils 2 EL Rote-Bete-Hummus daraufsetzen und die Sprossen und den Sesam darüber verteilen.

Kapitel 13

Das 7-Tage-Reset-Programm für ein leistungsstarkes Gehirn

Mit gesunder Ernährung, mentalem Training und ausreichend Bewegung lässt sich dem geistigen Abbau vorbeugen.

Essen für geistige Leistungsfähigkeit und innere Balance

Die folgende Food-Pyramide hilft Ihnen, den Überblick zu bewahren und Ihr Wissen in die Praxis umzusetzen. Was unten in der breiten Basis steht, also Wasser, Früchte und Gemüse, bildet die Grundlage Ihrer Ernährungsweise und gehört täglich auf den Speiseplan. Das bedeutet: 8 Gläser Wasser pro Tag und/oder Kräutertee, soviel Sie mögen. Gleichzeitig sollten Sie darauf achten, dass auch Gemüse, frische Früchte und natürlich auch Vollkornprodukte, Joghurt und Fermentiertes nicht zu kurz kommen. Das gilt ebenso für Meeresfisch und Nüsse, die das Gehirn mit gesunden Omega-3-Fettsäuren versorgen. Auch hier – am besten täglich – zugreifen. Je weiter oben ein Lebensmittel eingeordnet ist, desto seltener sollten Sie es essen bzw. desto kleiner sollten die Portionen sein, die Sie davon genießen.

Das gilt beispielsweise für Schokolade. Sie zählt zwar zu den sogenannten Brain Foods, weil ihre Phenole die Fließeigenschaften des Blutes zum Gehirn verbessern und auch dessen Leitungsfähigkeit (s. S. 81). Doch der zusätzlich enthaltene Zucker würde die Wirkung ab einer gewissen Menge zunichtemachen. Ähnliches trifft selbstverständlich für Rotwein oder Kaffee zu.

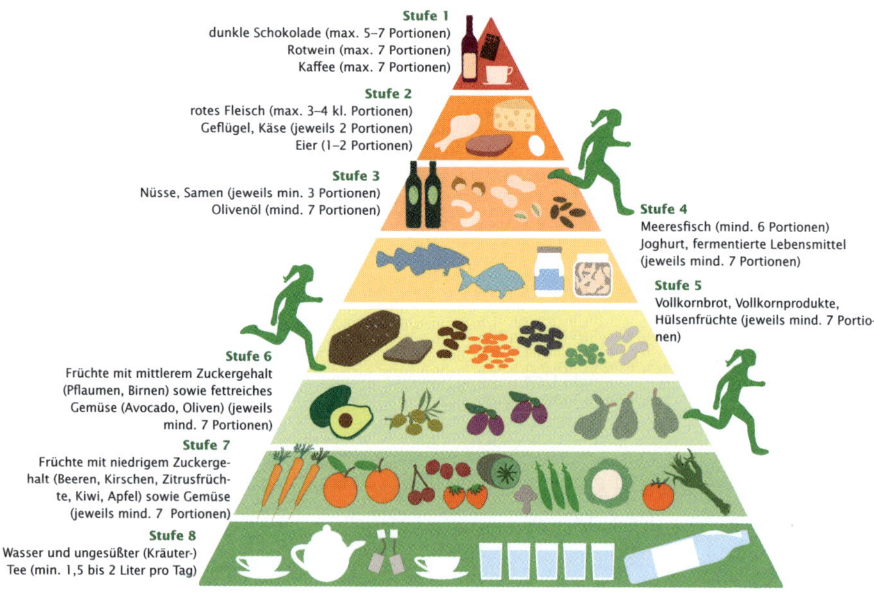
Stufe 1
dunkle Schokolade (max. 5–7 Portionen)
Rotwein (max. 7 Portionen)
Kaffee (max. 7 Portionen)
Stufe 2
rotes Fleisch (max. 3–4 kl. Portionen)
Geflügel, Käse (jeweils 2 Portionen)
Eier (1–2 Portionen)
Stufe 3
Nüsse, Samen (jeweils min. 3 Portionen)
Olivenöl (mind. 7 Portionen)
Stufe 4
Meeresfisch (mind. 6 Portionen)
Joghurt, fermentierte Lebensmittel (jeweils mind. 7 Portionen)
Stufe 5
Vollkornbrot, Vollkornprodukte, Hülsenfrüchte (jeweils mind. 7 Portionen)
Stufe 6
Früchte mit mittlerem Zuckergehalt (Pflaumen, Birnen) sowie fettreiches Gemüse (Avocado, Oliven) (jeweils mind. 7 Portionen)
Stufe 7
Früchte mit niedrigem Zuckergehalt (Beeren, Kirschen, Zitrusfrüchte, Kiwi, Apfel) sowie Gemüse (jeweils mind. 7 Portionen)
Stufe 8
Wasser und ungesüßter (Kräuter-) Tee (min. 1,5 bis 2 Liter pro Tag)

* Die Angaben beziehen sich auf die empfohlenen Portionen pro Woche.

Der große 7-Tage-Essensplan – Genussküche für das Gehirn

Sie möchten sich einfach geistig fitter, gelassener und konzentrierter fühlen? Dann halten Sie sich die nächsten sieben Tage an den folgenden Wochenplan. Dank der ausgeklügelten Zutatenkombinationen wird Ihr Gehirn mit all den Nährstoffen versorgt, die es benötigt, um optimal funktionieren zu können. Starten Sie idealerweise mit einer Meditation in den Tag und bereiten Sie anschließend ein sättigendes Frühstück sowie ein Mittag- bzw. Abendessen nach den Vorschlägen in der Tabelle zu. Planen Sie außerdem abends Zeit für Yoga, Fitness, Freunde oder Familie ein.

Begleitend: Meditation

Regelmäßiges Meditieren wirkt sich positiv auf die Gesundheit aus. Mit etwas Übung reduziert sich der Stresslevel, Schlafprobleme können gemindert werden, und die Konzentrationsfähigkeit verbessert sich. Es gibt verschiedene Arten von Meditation. Gut geeignet für Einsteiger sind Atemmeditationen:

Setzen Sie sich hin, schließen Sie die Augen und atmen Sie. Beobachten Sie dabei den Atem, ohne ihn beeinflussen zu wollen. Das Ziel dieser Übung ist es, irgendwann so fokussiert zu sein, dass man während der Übung außer an den Atem an nichts anderes mehr denkt und um sich herum nichts mehr wahrnimmt.

Auch Yoga ist gut fürs Gehirn. Studien zeigen, dass Yoga die Produktion der Gamma-Aminobuttersäure (GABA) anregt. Sie ist der wichtigste hemmende Neurotransmitter im Gehirn. Nach einer Stunde Yoga ist der Wert im Schnitt um 27 Prozent erhöht.

Leichte Bewegung unterstützt

In Kombination mit einer ausgewogenen Ernährung ist Bewegung der beste Weg, um das Gehirn gesund und fit zu halten. Bewegung sorgt für eine gesunde Verdauung, stärkt das Immunsystem, baut Stress ab und hilft bei Schlafproblemen. Und sie schützt den Organismus vor den schädlichen Auswirkungen von Stress. Ein zügiger Spaziergang an der frischen Luft, eine Yogastunde oder eine Runde mit dem Rad. Für welche Art der Bewegung Sie sich entscheiden, ist egal – Hauptsache, Sie bewegen sich.

Außerdem ist es wichtig, dass Sie in der Powerwoche folgende Dinge beachten: Ausreichend schlafen, wenig Stress, ausreichend trinken, keine Mahlzeiten ausfallen lassen (v. a. nicht das Frühstück), Darmflora gesund halten (mit probiotischem Joghurt oder präbiotischen Ballaststoffen) und gutes Olivenöl verwenden.

Der große 7-Tage-Essensplan

	Morgens	Mittags	Abends	Zwischendurch
Tag 1	Meditation 1 Tasse Kaffee oder Grüntee Früchte + grünes Gemüse + Cerealien (z. B. Grüne Smoothie-Bowl mit Mango und Ananas; S. 204)	Geflügel + Gemüse (z. B. To-go-Gemüsesuppe im Glas; S. 215)	Leichte Bewegung Hülsenfrüchte + Gemüse (z. B. Brokkoli-Bowl mit Rote-Bete-Hummus; S. 230)	Energy-Balls (S. 195) Infused Water (S. 213)
Tag 2	Meditation 1 Tasse Kaffee oder grüner Tee Joghurt + Früchte (z. B. Chiapudding mit Himbeeren; S. 199)	Gemüse + Käse + Kerne/Samen (z. B. Mediterraner Gemüsesalat mit Parmesan; S. 217)	Leichte Bewegung Fisch + Gemüse + Samen (z. B. Sesamlachs auf Gemüsenudeln; S. 228)	Bunte Gemüsechips (S. 197) Infused Water (S. 213)

Tag 3	Meditation 1 Tasse Kaffee oder Grüntee Cerealien + Joghurt + Nüsse (z. B. Matcha-Kokos-Porridge; S. 203)	Salat + Gemüse + Nüsse (z. B. Sommerrollen mit Beerendip; S. 220)	Freunde treffen Geflügel + Gemüse (z. B. Kurkuma-Hähnchen-Bowl mit Gemüse; S. 225)	Powerriegel mit Walnuss, Datteln und Ingwer (S. 192) Infused Water (S. 213)
Tag 4	Meditation 1 Tasse Kaffee oder Grüntee Cerealien + Früchte + Nüsse (z. B. Kurkuma-Porridge mit Beeren; S. 201)	Gemüse + Käse bzw. Tofu (z. B. Regenbogen-Schicht-Salat; S. 216)	Leichte Bewegung Hülsenfrüchte + Gemüse (z. B. Brokkoli-Bowl mit Rote-Bete-Hummus; S. 230)	Kurkuma Latte (S. 208) Infused Water (S. 213)

Tag 5	Meditation 1 Tasse Kaffee oder Grüntee Joghurt plus Früchte (z. B. Chiapudding mit Feigen; S. 198)	Hülsenfrüchte + Gemüse (z. B. Brokkoli-Bowl mit Rote-Bete-Hummus; S. 230)	Leichte Bewegung Salat + Ei + Geflügel + Gemüse (z. B. Grünkohl-Caesar-Salat mit Ei; S. 223)	Müsli-Cranberry-Riegel (S. 194) Infused Water (S. 213)
Tag 6	Meditation 1 Tasse Kaffee oder Grüntee Cerealien + Früchte + Joghurt (z. B. Nuss-Granola-Müsli mit Beeren; S. 205)	Geflügel + Gemüse (z. B. To-go-Gemüsesuppe im Glas; S. 215)	Freunde treffen Fleisch + Gemüse + Käse + Kerne/Samen (z. B. Mediterraner Gemüsesalat mit Parmesan plus 1 Steak (150 g; S. 217)	Matcha Latte (S. 207) Infused Water (S. 213)

Tag 7	Meditation 1 Tasse Kaffee oder Grüntee Cerealien + Joghurt (z. B. Chia-Knuspermüsli; S. 206)	Süßkartoffel + Gemüse + Nüsse (z. B. Süßkartoffel-Möhren-Suppe; S. 222)	Leichte Bewegung Fisch + Gemüse + Samen (z. B. Sesamlachs auf Gemüsenudeln; S. 228)	Sesam-Grünkohl-Chips (S. 197) Infused Water (S. 213)

Schlusswort

Unser Gehirn ist ein faszinierendes Organ, das nicht nur für sämtliche Körperfunktionen verantwortlich ist, sondern gleichzeitig auch unsere Gefühle und unser Wohlbefinden steuert. Doch wie bringen wir unser Gedächtnis in Schwung, trimmen es auf Höchstleistung und schöpfen seine Kapazitäten voll aus? Wenn man Wissenschaftler hierzu befragt, gibt es zahlreiche Möglichkeiten – doch den größten Einfluss auf unsere kognitiven Fähigkeiten hat nachweislich die Ernährungsweise. Das bedeutet: Wer auf die richtigen Lebensmittel setzt, kann die Lernfähigkeit stärken, über mehrere Stunden konzentriert arbeiten, auch bei einem hohen Stresspegel gelassen und bis ins hohe Alter geistig fit bleiben.

Beim Schreiben dieses Buches und der Recherche unzähliger Studien ist mir bewusst geworden, welch zahlreiche Möglichkeiten es gibt, das Gehirn leistungsfähig zu halten. Sei es durch eine smarte Ernährung, passende Vitamine, ausreichend Schlaf, weniger Stress oder viel Bewegung. Auch das Erlernen einer neuen Fremdsprache, Musizieren, Golfspielen, Tanzen oder frühes Aufstehen haben einen nachweislich positiven Effekt auf die Neurogenese, wie die Wissenschaft die Neuvernetzung von Nervenzellen und Hirnarealen bezeichnet.

Eine relativ neue Methode ist das (natürliche) Gehirndoping mit pflanzlichen Adaptogenen bzw. Nootropika, die den Organismus in Stresssituationen entspannter machen, bei Müdigkeit stimulierend wirken oder eine positive Wirkung auf die Konzentration und die mentale Leistungsfähigkeit haben. Im Gegensatz zu den synthetischen Neuro-Enhancern sind bei diesen keine gefährlichen Nebenwirkungen zu befürchten.

Welche der in diesem Buch aufgeführten, sorgfältig recherchierten Methoden genau Sie sich zunutze machen, bleibt selbstverständlich Ihnen überlassen. Nach aktuellem Forschungsstand ist es übrigens die Mittelmeerküche, deren gesunde Zutaten unseren Denkapparat am besten mit benötigten Schutzstoffen versorgen. Gutes Olivenöl, saisonales Gemüse, tiefrote Beeren, frischer Meeresfisch, aromatische Kräuter, wenig Zucker und ab und zu ein schönes Glas Rotwein oder eine Tasse Espresso – die gesunde Kombination ist es, die unser Gehirn lange fit und leistungsfähig hält, Alzheimer vorbeugt und vor Depressionen schützt.

Probieren Sie einfach aus, was am besten zu Ihnen passt. Und vergessen Sie die Bewegung nicht! Ganz egal, ob Sie frühmorgens Ihre Bahnen im Schwimmbad ziehen, zweimal pro Woche zum Tanzen oder lieber ins Fitnessstudio gehen – durch die Bewegung wird das Gehirn besser durchblutet, die Konzentration verbessert, und neue Nervenzellen werden vernetzt.

Ich wünsche Ihnen viel Erfolg dabei!

Übrigens: Es ist dabei ganz egal, wie alt Sie sind. Denn Altersforscher haben erst kürzlich bewiesen: Unser Gehirn ist bis ins hohe Alter in der Lage, neue Fähigkeiten zu erlernen. Sogar das Jonglieren …

Dank

Ich bedanke mich bei meinen Eltern, die mich immer in meinen Vorhaben unterstützt und mich schon zu Studienzeiten verlässlich mit hirngesundem Studentenfutter wie Kaffee, Heidelbeeren aus dem Garten und dem – von allen Kommilitonen geschätzten – guten (!) Rotwein für den Abend vor der Prüfung versorgt haben.

Ein ganz besonderer Dank gilt auch meinem Mann, der mir gemeinsam mit unseren beiden Kindern Tag für Tag beweist, wie wichtig eine ausgewogene Ernährung für geistige Fitness und ein seelisches Wohlbefinden ist. Danke für eure Unterstützung und den Rückhalt, dieses Buch schreiben zu können!

Stichwortverzeichnis

Rezeptverzeichnis

Literatur zum Weiterlesen

Asprey, Dave: *Hirntuning. Die Bulletproof-Methode für höhere geistige Leistungsfähigkeit, besseren Schlaf und mehr Energie,* Riva 2017.

Bien, Ulrich: *Einfach. Alles. Merken. Geniale Merktechniken für ein perfektes Gedächtnis,* Humboldt 2015.

Burford-Mason, Aileen: *Was das Gehirn essen will. Mentale Power durch gesunde Ernährung,* Klett-Cotta 2018.

Cortright, Brant: *Das bessere Gehirn. Wie Sie lebenslang die Bildung neuer Nervenzellen anregen,* Scorpio 2017.

Cymes, Michel: *Kleinhirn an Großhirn. Alles über unsere Denkfabrik und wie wir sie am Laufen halten,* Goldmann 2018.

Kessler, Christof, Prof.: *Essen für den Kopf. Wie die richtige Ernährung unser Gehirn positiv beeinflusst,* Südwest 2019.

Kharrazian, Datis: *Was ist bloß mit meinem Gehirn los? Wie Funktionsstörungen entstehen und was wir effektiv dagegen tun können,* VAK 2018.

Korte, Martin, Prof.: *Hirngeflüster. Wie wir lernen, unser Gedächtnis effektiv zu trainieren,* Europa 2019.

Leutnant, Natalia: *Ginseng, Taigawurzel, Rosenwurz. Adaptogene – Wunderheilpflanzen für die heutige Zeit,* AT 2018.

Macedonia, Manuela: *Beweg dich! Und dein Gehirn sagt Danke. Wie wir schlauer werden, besser denken und uns vor Demenz schützen,* Brandstätter 2018.

Mayer, Emeran: *Das zweite Gehirn. Wie der Darm unsere Stimmung, unsere Entscheidungen und unser Wohlbefinden beeinflusst,* Riva 2016.

Michaelsen, Andreas: *Mit Ernährung heilen. Besser essen, einfach fasten, länger leben,* Insel 2019.

Steiner, Verena: *Konzentration leicht gemacht. Die wirksamsten Methoden für Studium, Beruf und Alltag,* Piper 2013.

Winston, David, und Maimes, Steven: *Adaptogene. Kraft, Ausdauer und Stressabbau mit Heilpflanzen,* Kopp 2019.

Anmerkungen

1 Rumpf J.-J., May L., Fricke Ch., Classen J., Hartwigsen G.: »Interleaving Motor Sequence Training With High-Frequency Repetitive Transcranial Magnetic Stimulation Facilitates Consolidation«, in: *Cerebral Cortex,* August 2019.

2 Bubbico G., Chiacchiaretta P., Parenti M., di Marco M., Panara V., Sepede G., Ferretti A., Perrucci M. G.: »Effects of Second Language Learning on the Plastic Aging Brain: Functional Connectivity, Cognitive Decline, and Reorganization«, in *Front Neurosci.,* 15. Mai 2019; 13:423.

3 Züst M.-A., Ruch S., Wiest R., Henke K.: »Implicit Vocabulary Learning during Sleep Is Bound to Slow-Wave Peaks«, *Current Biology,* Nr. 29, Issue 4.

4 Garthe A., Roeder I., Kempermann G.: »Mice in an enriched environment learn more flexibly because of adult hippocampal neurogenesis«, *Hippocampus* 2016, 26(2), 261–271.

5 Lambert K., Eisch A. J., Galea LAM, Kempermann G., Merzenich M.: »Optimizing brain performance: Identifying mechanisms of adaptive neurobiological plasticity«, *Neurosci Biobehav Rev.,* Okt. 2019; 105:60-71.

6 Boyke J., Driemeyer J., Gaser C., Büchel C., May A.: »Training-induced brain structure changes in the elderly«, *J Neurosci.,* 9. Juli 2008; 28(28):7031-5.

7 Caracciolo B., Xu W., Collins S., Fratiglioni L.: »Cognitive decline, dietary factors, and gut-brain interactions«, *Mech Ageing Dev.,* März–April 2014; 136-137:59-69.

8 WHO: »Risk reduction of cognitive decline and dementia«, WHO 2019, unter: https://www.who.int/mental_health/neurology/dementia/guidelines_risk_reduction/en.

9 Randler C.: »The early bird really does get the worm«, *Harv Bus Rev.*, Jul–Aug 2010; 88(7-8):30-1.

10 Gotink R. A., Meijboom R., Vernooij M. W., Smits M., Hunink M. G.: »8-week Mindfulness Based Stress Reduction induces brain changes similar to traditional long-term meditation practice – A systematic review«, *Brain Cogn.*, Okt. 2016; 108:32-41.

11 Kölsch, S.: *Good Vibrations. Die heilende Kraft der Musik*, Ullstein Verlag 2019.

12 Aarsland D., Creese B., Politis M., Chaudhuri K. R., Ffytche D. H., Weintraub D., Ballard C.: »Cognitive decline in Parkinson disease«, *Nat Rev Neurol.*, April 2017; 13(4):217-231.

13 Coyle J.-T.: »Use It or Lose It – Do Effortful Mental Activities Protect against Dementia?«, *N Engl J Med.*, 19. Juni 2003; 348:2489-2490.

14 Stuart M.: »The Effect of Chess on Reading Scores: District Nine Chess Program Second Year Report«, The American Chess Foundation 353 West 46th Street, New York, NY 10036, 1992.

15 Morris M. C.: »Nutrition and risk of dementia: Overview and methodological issues«, *Ann N Y Acad Sci.*, März 2016; 1367(1): 31-7.

16 Wolf O. T.: »Memories of and influenced by the Trier Social Stress Test«, *Psychoneuroendocrinology*, Juli 2019; 105:98-104.

17 Federico A., Cardaioli E., da Pozzo P., Formichi P., Gallus G. N., Radi E.: »Mitochondria, oxidative stress, and neurodegeneration«, *J Neurol Sci.*, 15. Nov. 2012; 322(1-2):254-62.

18 Esposito P., Gheorghe D., Kandere K., Pang X., Connolly R., Jacobson S., Theoharides T. C.: »Acute stress increases permeability of the blood-brain-barrier through activation of brain mast cells«, *Brain Res.* 5. Jan. 2001; 888(1):117-127.

19 Luciano M., Corley J., Cox s. R., Valdés Hernández M. C., Craig L. C., Dickie D. A., Karama S., McNeill G. M., Bastin M. E., Wardlaw J. M., Deary I. J.: »Mediterranean-type diet and brain structural change from 73 to 76 years in a Scottish cohort«, *Neurology,* 31. Jan. 2017; 88(5):449-455.

20 Trichopoulou A. et al.: »Definitions and potential health benefits of the Mediterranaen diet: Views from experts around the world«, *BMC Med.,* 24. Juli 2014; 12:112.

21 Chen R. C., Lee M. S., Chang Y. H., Wahlqvist M. L.: »Cooking frequency may enhance survival in Taiwanese elderly«, *Public Health Nutr.,* Juli 2012; 15(7):1142-9.

22 Jacka F. N. et al.: »Western diet is associated with a smaller hippocampus: A longitudinal investigation«, *BMC Med.,* 8. Sept. 2015; 13:215.

23 Morris M. C., Wang Y., Barnes L. L., Bennett D. A., Dawson-Hughes B., Booth s. L.: »Nutrients and bioactives in green leafy vegetables and cognitive decline: Prospective study«, *Neurology,* 16. Jan. 2018; 90(3):e214-e222.

24 Willatts P., Forsyth S., Agostoni C., Casaer P., Riva E., Boehm G.: »Effects of long-chain PUFA supplementation in infant formula on cognitive function in later childhood«, *Am J Clin Nutr.,* Aug. 2013; 98(2):536S-42S.

25 Richardson A. J.: »N-3 Fatty acids and mood: The devil is in the detail«, *Br J Nutr.,* Febr. 2008; 99(2):221-3.

26 Thuret S., Morisse B., Ahmet S., et al.: »Brain specific gene expression, adult neurogenesis, and behaviour are altered by diet«, Session 315.26/HHH26, Neuroscience – San Diego CA, 7. Nov. 2007.

27 Liu J., Cui Y., Li L., Wu L., Hanlon A., Pinto-Martin J., Raine A., Hibbeln J. R.: »The mediating role of sleep in the fish consumption – cognitive functioning relationship: A cohort study ,« *Sci Rep.*, 21. Dez. 2017; 7(1):17961.

28 Witte A. V., Kerti L., Hermannstädter H. M., Fiebach J. B., Schreiber S. J., Schuchardt J. P., Hahn A., Flöel A.: »Long-chain omega-3 fatty acids improve brain function and structure in older adults«, *Cereb Cortex.*, Nov. 2014; 24(11):3059-68.

29 Köbe T., Witte A. V., Schnelle A., Lesemann A., Fabian S., Tesky V. A., Pantel J., Flöel A.: »Combined omega-3 fatty acids, aerobic exercise, and cognitive stimulation prevents decline in gray matter volume of the frontal, parietal and cingulate cortex in patients with mild cognitive impairment«, *Neuroimage,* 1. Mai 2016; 131:226-38.

30 Elias P. K., Elias M. F., d'Agostino R. B., Sullivan L. M., Wolf P. A.: »Serum cholesterol and cognitive performance in the Framingham Heart Study«, *Psychosom Med.*, Jan.–Febr. 2005; 67(1):24-30.

31 Young H., Benton D.: »The nature of the control of blood glucose in those with poorer glucose tolerance influences mood and cognition«, *Metab Brain Dis.*, Sept. 2014; 29(3):721-8.

32 de la Monte s. M,: »The Full Spectrum of Alzheimer's Disease Is Rooted in Metabolic Derangements That Drive Type 3 Diabetes«. *Adv Exp Med Biol.*, 2019; 1128:45-83.

33 Cantley L. C.: »Seeking out the sweet spot in cancer therapeutics: An interview with Lewis Cantley«, *Dis Model Mech.*, 1. Sept. 2016; 9(9):911-6.

34 Abuznait A. H., Qosa H., Busnena B. A., El Sayed K. A., Kaddoumi A.: »Olive-oil-derived oleocanthal enhances β-amyloid clearance as a potential neuroprotective mechanism against Alzheimer's disease: In vitro and in vivo studies«, *ACS Chem Neurosci.*, 19. Juni 2013; 4(6):973-82.

35 Amel N., Wafa T., Samia D,. Yousra B., Issam C., Cheraif I., Attia N., Mohamed H.: »Extra virgin olive oil modulates brain docosahexaenoic acid level and oxidative damage caused by 2,4-Dichlorophenoxyacetic acid in rats«, *J Food Sci Technol.*, März 2016; 53(3):1454-64.

36 Beauchamp G. K., Keast R. S., Morel D., Lin J., Pika J., Han Q., Lee C. H., Smith A. B., Breslin P. A.: »Phytochemistry: ibuprofen-like activity in extra-virgin olive oil«, *Nature,* 1. Sept. 2005; 437(7055):45-6.

37 Estruch R., Ros E., Salas-Salvadó J., Covas M. I., Corella D., Arós F., Gómez-Gracia E., Ruiz-Gutiérrez V., Fiol M., Lapetra J., Lamuela-Raventos R. M., Serra-Majem L., Pintó X., Basora J., Muñoz M. A., Sorlí J. V., Martínez J. A., Fitó M., Gea A., Hernán M. A., Martínez-González M. A.; PREDIMED Study Investigators: »Primary Prevention of Cardiovascular Disease with a Mediterranean Diet Supplemented with Extra-Virgin Olive Oil or Nuts«, *N Engl J Med.,* 21. Juni 2018; 378(25):e34.

38 Leifert C. et al. »Composition differences between organic and conventional meat: A systematic literature review and meta-analysis«, *Br J Nutr.,* 28. März 2016; 115(6):994-1011.

39 Jacka F. N., Pasco J. A., Williams L. J., Mann N., Hodge A., Brazionis L., Berk M.: »Red meat consumption and mood and anxiety disorders«, *Psychother Psychosom.,* 2012; 81(3):196-8.

40 Joseph J. A., Shukitt-Hale B., Denisova N. A., Bielinski D., Martin A., McEwen J. J., Bickford P. C: »Reversals of age-related declines in neuronal signal transduction, cognitive, and motor behavioral deficits with blueberry, spinach, or strawberry dietary supplementation«, *J Neurosci.,* 15. Sept. 1999; 19(18):8114-21.

41 Miller M. G., Hamilton D. A., Joseph J. A., Shukitt-Hale B.: »Dietary blueberry improves cognition among older adults in a randomized, double-blind, placebo-controlled trial«, *Eur J Nutr.,* Apr. 2018; 57(3):1169-1180.

42 Devore E. E., Kang J. H., Breteler M. M., Grodstein F.: »Dietary intakes of berries and flavonoids in relation to cognitive decline«, *Ann Neurol.,* Juli 2012; 72(1):135-43.

43 Thuret S., Morisse B., Ahmet S., et al.: »Brain specific gene expression, adult neurogenesis and behaviour are altered by diet«

Session 315.26/HHH26, Neuroscience – San Diego CA, 7. Nov. 2007.

44 Morris M. C. et al.: »Fish Intake, Genetic Predisposition to Alzheimer Disease, and Decline in Global Cognition and Memory in 5 Cohorts of Older Persons«, *Am J Epidemiol.,* 1. Mai 2018; 187(5):933-940.

45 Patrick R. P.: »Role of phosphatidylcholine-DHA in preventing APOE4-associated Alzheimer's disease«, *FASEB J.,* Febr. 2019; 33(2):1554-1564.

46 Borgwardt S., Hammann F., Scheffler K., Kreuter M., Drewe J., Beglinger C.: »Neural effects of green tea extract on dorsolateral prefrontal cortex«, *Eur J Clin Nutr.,* Nov. 2012; 66(11):1187-92.

47 Mancini E., Beglinger C., Drewe J., Zanchi D., Lang U. E., Borgwardt S.: »Green tea effects on cognition, mood, and human brain function: A systematic review«, *Phytomedicine,* 15. Okt. 2017; 34:26-37.

48 Frank J. et al.: »Transepithelial Transport of Curcumin in Caco-2 Cells Is significantly Enhanced by Micellar Solubilisation«, *Plant Foods Hum Nutr.,* März 2017; 72(1):48-53.

49 Ng T. P., Chiam P. C., Lee T., Chua H. C., Lim L., Kua E. H.: »Curry consumption and cognitive function in the elderly«, *Am J Epidemiol.,* 1. Nov. 2006; 164(9):898-906.

50 Bhat A., Mahalakshmi A. M., Ray B., Tuladhar S., Hediyal T. A., Manthiannem E., Padamati J., Chandra R., Chidambaram S., Sakharkar M. K.: »Benefits of curcumin in brain disorders«, *Biofactors,* Sept. 2019; 45(5):666-689.

51 Klinger N. V., Mittal S.: »Therapeutic Potential of Curcumin for the Treatment of Brain Tumors«, *Oxid Med Cell Longev.,* 2016; 2016:9324085.

52 Crichton G. E., Elias M. F., Alkerwi A.: »Chocolate intake is associated with better cognitive function: The Maine-Syracuse Longitudinal Study«, *Appetite,* 1. Mai 2016; 100:126-32.

53 Sokolov A. N., Pavlova M. A., Klosterhalfen S., Enck P.: »Chocolate and the brain: Neurobiological impact of cocoa flavanols on cognition and behavior«, *Neurosci Biobehav Rev.,* Dez. 2013; 37(10 Pt 2):2445-53.

54 Yuan S., Li X., Jin Y., Lu J.: »Chocolate Consumption and Risk of Coronary Heart Disease, Stroke, and Diabetes: A Meta-Analysis of Prospective Studies«, *Nutrients,* 2. Juli 2017; 9(7). pii: E688.

55 di Marco D. M., Missimer A., Murillo A. G., Lemos B. S., Malysheva O. V., Caudill M. A., Blesso C. N., Fernandez M. L.: »Intake of up to 3 Eggs/Day Increases HDL Cholesterol and Plasma Choline While Plasma Trimethylamine-N-oxide is Unchanged in a Healthy Population,« *Lipids.,* März 2017; 52(3):255-263.

56 Goodrow E. F., Wilson T. A., Houde s. C., Vishwanathan R., Scollin P. A., Handelman G., Nicolosi R. J.: »Consumption of one egg per day increases serum lutein and zeaxanthin concentrations in older adults without altering serum lipid and lipoprotein cholesterol concentrations«, *J Nutr.,* Okt. 2006; 136(10):2519-24.

57 Morris M. C.: »Nutrition and risk of dementia: Overview and methodological issues«, *Ann N Y Acad Sci.,* März 2016; 1367(1):31-7.

58 Klomparens E. A., Ding Y.: »The neuroprotective mechanisms and effects of sulforaphane«, *Brain Circ.,* Apr. –Juni 2019; 5(2):74-83.

59 Huang C., Wu J., Chen D., Jin J., Wu Y., Chen Z.: »Effects of sulforaphane in the central nervous system«, *Eur J Pharmacol.,* 15. Juni 2019; 853:153-168.

60 Witte A. V., Kerti L., Hermannstädter H. M., Fiebach J. B., Schreiber s. J., Schuchardt J. P., Hahn A., Flöel A.: »Long-chain omega-3 fatty acids improve brain function and structure in older adults«, *Cereb Cortex.,* Nov. 2014; 24(11):3059-68.

61 Dhillon J., Li Z., Ortiz R. M.: »Almond Snacking for 8 wk Increases Alpha-Diversity of the Gastrointestinal Microbiome

and Decreases Bacteroides fragilis Abundance Compared with an Isocaloric Snack in College Freshmen«, *Curr Dev Nutr.*, 3. Juli 2019; 3(8):nzz079.

62 Perkins A. J., Hendrie H. C., Callahan C. M., Gao S., Unverzagt F. W., Xu Y., Hall K. S., Hui s. L.: »Association of antioxidants with memory in a multiethnic elderly sample using the Third National Health and Nutrition Examination Survey«, *Am J Epidemiol.*, 1. Juli 1999; 150(1):37-44.

63 Gorji N., Moeini R., Memariani Z.: »Almond, hazelnut and walnut, three nuts for neuroprotection in Alzheimer's disease: A neuropharmacological review of their bioactive constituents«, *Pharmacol Res.*, März 2018;129: 115-127.

64 Witte A. V., Kerti L., Margulies D. S., Flöel A.: »Effects of resveratrol on memory performance, hippocampal functional connectivity, and glucose metabolism in healthy older adults«, *J Neurosci.*, 4. Juni 2014; 34(23):7862-70.

65 Lucas M., Mirzaei F., Pan A., Okereke O. I., Willett W. C., O'Reilly É. J., Koenen K., Ascherio A.: »Coffee, caffeine, and risk of depression among women«, *Arch Intern Med.*, 26. Sept. 2011; 171(17):1571-8.

66 Müller C. E. et al.: »Beneficial Effect of a Selective Adenosine A2A Receptor Antagonist in the APPswe/PS1dE9 Mouse Model of Alzheimer's Disease«, *Front Mol Neurosci.*, 12. Juli 2018; 11:235.

67 Mukamal K. J. et al.: »Coffee consumption and mortality after acute myocardial infarction: The Stockholm Heart Epidemiology Program«, *Am Heart J.*, März 2009; 157(3):495-501.

68 Poole R., Kennedy O. J., Roderick P., Fallowfield J. A., Hayes P. C., Parkes J.: »Coffee consumption and health: Umbrella review of meta-analyses of multiple health outcomes«, *BMJ.*, 22. Nov. 2017; 359:j5024.

69 Ding M., Satija A., Bhupathiraju s. N., Hu Y., Sun Q., Han J., Lopez-Garcia E., Willett W., van Dam R. M., Hu F. B.: »Associ-

ation of Coffee Consumption With Total and Cause-Specific Mortality in 3 Large Prospective Cohorts«, *Circulation,* 12. Dez. 2015; 132(24):2305-15.

70 Shepard G.: *Neuroenology: How the Brain Creates the Taste of Wine,* Columbia University Press 2016.

71 Sawda C., Moussa C., Turner R. S.: »Resveratrol for Alzheimer's disease«, *Ann N Y Acad Sci.,* Sept. 2017; 1403(1):142-149.

72 Anderson S. C., Cryan J. F., Dinan T.: »The Psychobiotic Revolution: Mood, Food, and the New Science of the Gut-Brain Connection«, *National Geographic,* 2017

73 Chang M. W., Brown R., Nitzke S.: »Fast Food Intake in Relation to Employment Status, Stress, Depression, and Dietary Behaviors in Low-Income Overweight and Obese Pregnant Women ,« *Matern Child Health J.,* Juli 2016; 20(7):1506-17.

74 Bot M., Brouwer I. A., Roca M., Kohls E., Penninx B. W. J. H., Watkins E., van Grootheest G., Cabout M., Hegerl U., Gili M., Owens M., Visser M., MooDFOOD Prevention Trial Investigators: »Effect of Multinutrient Supplementation and Food-Re-lated Behavioral Activation Therapy on Prevention of Major Depressive Disorder Among Overweight or Obese Adults With Subsyndromal Depressive Symptoms: The MooDFOOD Randomized Clinical Trial«, *JAMA,* 5. März 2019; 321(9):858-868.

75 Lindström T. et al.: »An obesity provoking behaviour negatively influences young normal weight subjects' health related quality of life and causes depressive symptoms«, *Eat Behav.,* Dez. 2010; 11(4):247-52.

76 Sánchez-Villegas A., Verberne L., de Irala J., Ruíz-Canela M., Toledo E., Serra-Majem L., Martínez-González M. A.: »Dietary fat intake and the risk of depression: The SUN Project«, *PLoS One,* 26. Jan. 2011; 6(1):e16268.

77 Marin I. A., Goertz J. E., Ren T., Rich s. S. , Onengut-Gumuscu S., Farber E., Wu M., Overall C. C., Kipnis J., Gaultier A.: »Microbiota alteration is associated with the development of stress-induced despair behavior«, *Sci Rep.,* 7. März 2017; 7:43859.
78 Jacobs J., Mayer E. A.: »Psychobiotics: Shaping the Mind With Gut Bacteria«, *Am J Gastroenterol.,* Juli 2019; 114(7):1034-1035.
79 Damasio A., Carvalho G. B.: »The nature of feelings: Evolutionary and neurobiological origins«, *Nat Rev Neurosci.,* Febr. 2013; 14(2):143-52.
80 Wang F., Wan Y., Yin K., Wei Y., Wang B., Yu X., Ni Y., Zheng J., Huang T., Song M., Li D.: »Lower Circulating Branched-Chain Amino Acid Concentrations Among Vegetarians are Associated with Changes in Gut Microbial Composition and Function«, *Mol Nutr Food Res.,* Nov. 2019; 8:e1900612.
81 Luna R. A., Foster J. A.: »Gut brain axis: Diet microbiota interactions and implications for modulation of anxiety and depression«, *Curr Opin Biotechnol.,* April 2015; 32:35-41.
82 Tillisch K., Labus J., Kilpatrick L., Jiang Z., Stains J., Ebrat B., Guyonnet D., Legrain-Raspaud S., Trotin B., Naliboff B., Mayer E. A.: »Consumption of fermented milk product with probiotic modulates brain activity«, *Gastroenterology,* Juni 2013; 144(7): 1394-401, 1401.e1-4.
83 Selhub E. M., Logan A. C., Bested A. C.: »Fermented foods, microbiota, and mental health: Ancient practice meets nutritional psychiatry«, *J Physiol Anthropol.,* 15. Jan. 2014; 33:2.
84 DAK: »Schwerpunktthema: Doping am Arbeitsplatz – Leistungssteigerung durch Psycho- und Neuro-Pharmaka?« *DAK Gesundheitsreport* 2009 und Update 2015.
85 de Jongh R., Bolt I., Schermer M., Olivier B.: »Botox for the brain: Enhancement of cognition, mood, and pro-social behavior and blunting of unwanted memories«, *Neurosci Biobehav Rev.,* 2008; 32(4):760-76.

86 Robbins T. W., Everitt B. J.: »Neurobehavioural mechanisms of reward and motivation«, *Curr Opin Neurobiol.*, April 1996; 6(2): 228–36.

87 Volkow N. D., Fowler J. S., Wang G. J., Swanson J. M.: »Dopamine in drug abuse and addiction: Results from imaging studies and treatment implications«, *Mol Psychiatry*, 2004; 9(6): 557–69.

88 Galert T., Bublitz C., Heuser I., et al.: *Das optimierte Gehirn*, Verlag Gehirn & Geist 2009.

89 Bower A., Marquez S., de Mejia E. G.: »The Health Benefits of Selected Culinary Herbs and Spices Found in the Traditional Mediterranean Diet«, *Crit Rev Food Sci Nutr.*, 9. Dez. 2016; 56(16):2728-46.

90 Burton M. D., Rytych J. L., Amin R., Johnson R. W.: »Dietary Luteolin Reduces Proinflammatory Microglia in the Brain of Senescent Mice«, *Rejuvenation Res.*, Aug. 2016; 19(4):286-92.

91 Darbinyan V., Aslanyan G., Amroyan E., Gabrielyan E., Malmström C., Panossian A.: »Clinical trial of Rhodiola rosea L. extract SHR-5 in the treatment of mild to moderate depression«, *Nord J Psychiatry*, 2007; 61(5):343-8.

92 Darbinyan V., Aslanyan G., Amroyan E., Gabrielyan E., Malmström C., Panossian A.: »Clinical trial of Rhodiola rosea L. extract SHR-5 in the treatment of mild to moderate depression«, *Nord J Psychiatry*, 2007; 61(5):343-8.

93 Mao J. J., Xie s. X., Zee J., Soeller I., Li Q. S., Rockwell K., Amsterdam J. D.: »Rhodiola rosea versus sertraline for major depressive disorder: A randomized placebo-controlled trial«, *Phytomedicine*, 15. März 2015; 22(3):394-9.

94 Reay J. L., Scholey A. B., Kennedy D. O.: »Panax ginseng (G115) improves aspects of working memory performance and subjective ratings of calmness in healthy young adults«, *Hum Psychopharmacol.*, Aug. 2010; 25(6):462-71.

95 Kim E. H., Kim I. H., Lee M. J., Thach Nguyen C., Ha J. A., Lee s. C., Choi S., Choi K. T., Pyo S., Rhee D. K.: »Anti-oxidative stress effect of red ginseng in the brain is mediated by peptidyl arginine deiminase type IV (PADI4) repression via estrogen receptor (ER) β up-regulation«, *J Ethnopharmacol.*, 9. Juli 2013; 148(2):474-85.

96 Yamauchi Y., Ge Y. W., Yoshimatsu K., Komastu K., Kuboyama T., Yang X., Tohda C.: »Memory Enhancement by Oral Administration of Extract of Eleutherococcus senticosus Leaves and Active Compounds Transferred in the Brain«, *Nutrients,* 22. Mai 2019; 11(5).

97 Kennedy D. O.: »Phytochemicals for Improving Aspects of Cognitive Function and Psychological State Potentially Relevant to Sports Performance«, *Sports Med.*, Febr. 2019; 49(Suppl 1):39-58.

98 Kennedy D. O., Jackson P. A., Haskell C. F., Scholey A. B.: »Modulation of cognitive performance following single doses of 120 mg Ginkgo biloba extract administered to healthy young volunteers«, *Hum Psychopharmacol.*, Dez. 2007; 22(8):559-66.

99 Jezova D., Duncko R., Lassanova M., Kriska M., Moncek F.: »Reduction of rise in blood pressure and cortisol release during stress by Ginkgo biloba extract (EGb 761) in healthy volunteers«, *J Physiol Pharmacol.*, Sept. 2002; 53(3):337-48.

100 Yang G., Wang Y., Sun J., Zhang K., Liu J.: »Ginkgo Biloba for Mild Cognitive Impairment and Alzheimer's Disease: A Systematic Review and Meta-Analysis of Randomized Controlled Trials«, *Curr Top Med Chem.*, 2016; 16(5):520-8.

101 Mei N., Guo X., Ren Z., Kobayashi D., Wada K., Guo L.: »Review of Ginkgo biloba-induced toxicity, from experimental studies to human case reports«, *J Environ Sci Health C Environ Carcinog Ecotoxicol Rev.*, 2. Jan. 2017; 35(1):1-28.

102 Morgan A., Stevens J.: »Does Bacopa monnieri improve memory performance in older persons? Results of a randomized, pla-

cebo-controlled, double-blind trial«, *J Altern Complement Med.*, Juli 2010; 16(7):753-9.

103 Mitra-Ganguli T., Kalita S., Bhushan S., Stough C., Kean J., Wang N., Sethi V., Khadilkar A.: »A Randomized, Double-Blind Study Assessing Changes in Cognitive Function in Indian School Children Receiving a Combination of Bacopa monnieri and Micronutrient Supplementation vs. Placebo«, *Front Pharmacol.*, 17. Nov. 2017; 8:678.

104 Calabrese C., Gregory W. L., Leo M., Kraemer D., Bone K., Oken B.: »Effects of a standardized Bacopa monnieri extract on cognitive performance, anxiety, and depression in the elderly: A randomized, double-blind, placebo-controlled trial«, *J Altern Complement Med.*, Juli 2008; 14(6):707-13.

105 Kongkeaw C., Dilokthornsakul P., Thanarangsarit P., Limpeanchob N., Norman Scholfield C.: »Meta-analysis of randomized controlled trials on cognitive effects of Bacopa monnieri extract«, *J Ethnopharmacol.*, 2014; 151(1):528-35.

106 Ruxton C. H.: »The impact of caffeine on mood, cognitive function, performance, and hydration: A review of benefits and risks«, *Nutrition Bulletin*, Volume 33, Issue 1, März 2008, 15-25.

107 Lieberman H. R., Wurtman R. J., Emde G. G., Coviella I. L.: »The effects of caffeine and aspirin on mood and performance«, *J Clin Psychopharmacol.*, Okt. 1987; 7(5):315-20.

108 Kennedy D. O., Haskell C. F., Wesnes K. A., Scholey A. B.: »Improved cognitive performance in human volunteers following administration of guarana (Paullinia cupana) extract: Comparison and interaction with Panax ginseng«, *Pharmacol Biochem Behav.*, Nov. 2004; 79(3):401-11.

109 Sun F. W., Stepanovic M. R., Andreano J., Barrett L. F., Touroutoglou A., Dickerson B. C.: »Youthful Brains in Older Adults: Preserved Neuroanatomy in the Default Mode and Salience

Networks Contributes to Youthful Memory in Superaging«, *J Neurosci.,* 14. Sept. 2016; 36(37):9659-68.

110 Zhang J., Andreano J. M., Dickerson B. C., Touroutoglou A., Barrett L. F.: »Stronger Functional Connectivity in the Default Mode and Salience Networks Is Associated With Youthful Memory in Superaging«, *Cereb Cortex,* 6. Mai 2019, pii: bhz071.

111 Buettner D.: »The Blue Zones Solution: Eating and Living Like the World's Healthiest People«, *National Geographic,* 2015.

112 Beyreuther K. et al.: *Alzheimer: 100 Years and Beyond – Research and Perspectives in Alzheimer's Disease,* Springer Verlag 2006.

113 Roth G.: *The Long Evolution of Brains and Minds,* Springer Verlag 2013.

114 Puterman E., Lin J., Blackburn E., O'Donovan A., Adler N., Epel E.: »The power of exercise: Buffering the effect of chronic stress on telomere length«, *PLoS One,* 26. Mai 2010; 5(5):e10837.

115 Dong X., Milholland B., Vijg J.: »Evidence for a limit to human lifespan«, *Nature,* 13. Okt. 2016; 538(7624):257-259.

116 Morris M. C., Tangney C. C., Wang Y., Sacks F. M., Bennett D. A., Aggarwal N. T.: »MIND diet associated with reduced incidence of Alzheimer's disease«, *Alzheimers Dement.,* Sept. 2015; 11(9):1007-14.

117 Morris M. C., Tangney C. C., Wang Y., Sacks F. M., Barnes L. L., Bennett D. A., Aggarwal N. T.: »MIND diet slows cognitive decline with aging«, *Alzheimers Dement.,* Sept. 2015; 11(9):1015-22.

118 Kivipelto M., Mangialasche F., Ngandu T.: »Lifestyle interventions to prevent cognitive impairment, dementia and Alzheimer's disease«, *Nat Rev Neurol.,* Nov. 2018; 14(11):653-666.

119 Reinecke K., Cordes M., Lerch C., Koutsandréou F., Schubert M., Weiss M., Baumeister J.: »From lab to field conditions: A

pilot study on EEG methodology in applied sports sciences«, *Appl Psychophysiol Biofeedback*, Dez. 2011; 36(4):265-71.

120 Bezzola L., Mérillat S., Jäncke L.: »The effect of leisure activity golf practice on motor imagery: An fMRI study in middle adulthood«, *Front Hum Neurosci.*, 29. März 2012; 6:67.

121 Kim J. H., Han J. K., Kim B. N., Han D. H.: »Brain networks governing the golf swing in professional golfers«, *J Sports Sci.* 2015; 33(19):1980-7.

122 Tudor-Locke C., Hatano Y., Pangrazi R. P., Kang M.: »Revisiting ›how many steps are enough?‹«, *Med Sci Sports Exerc,* Juli 2008; 40(7 Suppl):S537-43.

123 Aberg M. A., Pedersen N. L., Torén K., Svartengren M., Bäckstrand B., Johnsson T., Cooper-Kuhn C. M., Aberg N. D., Nilsson M., Kuhn H. G.: »Cardiovascular fitness is associated with cognition in young adulthood«, *Proc Natl Acad Sci USA,* 8. Dez. 2009; 106(49):20906-11.

124 Verghese J.: »Cognitive and mobility profile of older social dancers«, *J Am Geriatr Soc.*, Aug. 2006; 54(8):1241-4.

125 Christensen J. F., Chang D. S.: *Tanzen ist die beste Medizin. Warum es uns gesünder, klüger und glücklicher macht,* Rowohlt Verlag 2018.

126 Müller P., Schmicker M., Müller N. G.: »Preventive strategies for dementia«, *Z Gerontol Geriatr.*, Mai 2017; 50(Suppl 2):89-95.

127 Salimpoor V. N., Benovoy M., Larcher K., Dagher A., Zatorre R. J.: »Anatomically distinct dopamine release during anticipation and experience of peak emotion to music«, *Nat Neurosci.*, Febr. 2011; 14(2):257-62.

128 Lienhard L.: *Training beginnt im Gehirn: Mit Neuroathletik die sportliche Leistung verbessern,* Riva Verlag 2019.

129 Halagappa V. K., Guo Z., Pearson M., Matsuoka Y., Cutler R. G., Laferla F. M., Mattson M. P.: »Intermittent fasting and caloric

restriction ameliorate age-related behavioral deficits in the triple-transgenic mouse model of Alzheimer's disease«, *Neurobiol Dis.*, Apr. 2007; 26(1):212-20.

130 Mattson M. P., Moehl K., Ghena N., Schmaedick M., Cheng A.: »Intermittent metabolic switching, neuroplasticity, and brain health«, *Nat Rev Neurosci.*, Febr. 2018; 19(2):63-80.

131 Kleine-Gunk B., et al.: *Abnehmen mit Sirtfood,* Gräfe und Unzer Verlag 2017.

132 Sinclair S., Guarente L.: »Schlüssel zur Langlebigkeit«, *Spektrum der Wissenschaft,* 2006.

133 Buntwal L., Sassi M., Morgan A. H., Andrews Z. B., Davies J. S.: »Ghrelin-Mediated Hippocampal Neurogenesis: Implications for Health and Disease«, *Trends Endocrinol Metab.,* Nov. 2019; 30(11):844-859.

134 Morgan A. H., Andrews Z. B., Davies J. S.: »Less is more: Caloric regulation of neurogenesis and adult brain function«, *J Neuroendocrinol.,* Okt. 2017; 29(10).

135 Santos V. V., Stark R., Rial D., Silva H. B., Bayliss J. A., Lemus M. B., Davies J. S., Cunha R. A., Prediger R. D., Andrews Z. B.: »Acyl ghrelin improves cognition, synaptic plasticity deficits and neuroinflammation following amyloid β (Aβ1-40) administration in mice«, *J Neuroendocrinol.,* Mai 2017; 29(5).

136 Mattson M. P., Longo V. D., Harvie M.: »Impact of intermittent fasting on health and disease processes«, *Ageing Res Rev.,* Okt. 2017; 39:46-58.

137 van Praag H., Fleshner M., Schwartz M. W., Mattson M. P.: »Exercise, energy intake, glucose homeostasis, and the brain«, *J Neurosci.,* 12. Nov. 2014; 34(46):15139-49.

138 Schmiedek F., Lövdén M., Lindenberger U.: »Hundred Days of Cognitive Training Enhance Broad Cognitive Abilities in Adulthood: Findings from the COGITO Study«, *Front Aging Neurosci.,* 13. Juli 2010; 2. pii: 27.

139 Korte M.: *Hirngeflüster. Wie wir lernen, unser Gedächtnis effektiv zu trainieren,* Europa Verlag 2019.

140 Loughrey D. G., Kelly M. E., Kelley G. A., Brennan S., Lawlor B. A.: »Association of Age-Related Hearing Loss With Cognitive Function, Cognitive Impairment, and Dementia: A Systematic Review and Meta-analysis«, *JAMA Otolaryngol Head Neck Surg.,* 1. Febr. 2018; 144(2):115-126.

141 Kato H., Takahashi Y., Iseki C., Igari R., Sato H., Sato H., Koyama S., Tobita M., Kawanami T., Iino M., Ishizawa K., Kato T.: »Tooth Loss-associated Cognitive Impairment in the Elderly: A Community-based Study in Japan«, *Intern Med.,* 15. Mai 2019; 58(10):1411-1416.

142 Li Gardner B., Iliffe S., Fox K. R., Jefferis B. J., Hamer M.: »Sociodemographic, behavioural and health factors associated with changes in older adults' TVviewing over 2 years«, *Int J Behav Nutr Phys Act.,* 15. Aug. 2014; 11:102.

143 Getzmann S., Wascher E., Schneider D.: »The role of inhibition for working memory processes: ERP evidence from a short-term storage task«,*Psychophysiology,* 55: e13026 (2018).

144 Stenger C.: *Wer lernen will, muss fühlen: Wie unsere Sinne dem Gedächtnis helfen,* Rowohlt Verlag 2016.

145 Stenger C: *Lassen Sie Ihr Hirn nicht unbeaufsichtigt! Gebrauchsanweisung für Ihren Kopf,* Goldmann Verlag 2016.